U0681124

以药食药

『疫』防病

马　赟　汪晓军

马　晗　张净秋——

主编

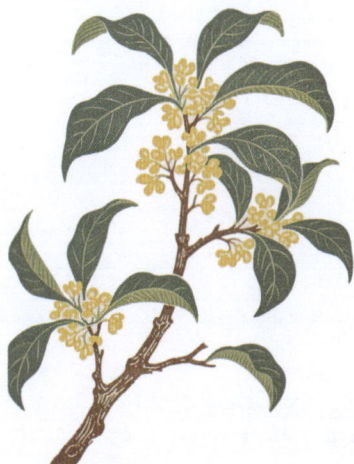

中国人口与健康出版社

China Population and Health Publishing House

全国百佳图书出版单位

图书在版编目（CIP）数据

识药食药：免"疫"防病 / 马赟等主编. —— 北京：
中国人口与健康出版社，2025.9. —— ISBN 978-7-5238
-0351-6

Ⅰ. R247.1

中国国家版本馆 CIP 数据核字第 2025NQ3575 号

识药食药：免"疫"防病
SHI YAO SHI YAO：MIAN"YI" FANGBING

马赟　汪晓军　马晗　张净秋　主编

责 任 编 辑	张　瑞	
责 任 设 计	侯　铮	
责 任 印 制	任伟英	
出 版 发 行	中国人口与健康出版社	
印　　　刷	小森印刷（北京）有限公司	
开　　　本	880 毫米 × 1230 毫米　1/32	
印　　　张	5.75	
字　　　数	150 千字	
版　　　次	2025 年 9 月第 1 版	
印　　　次	2025 年 9 月第 1 次印刷	
书　　　号	ISBN 978-7-5238-0351-6	
定　　　价	49.00 元	

微 信 ID	中国人口与健康出版社		
图 书 订 购	中国人口与健康出版社天猫旗舰店		
新 浪 微 博	@ 中国人口与健康出版社		
电 子 信 箱	rkcbs@126.com		
总编室电话	（010）83519392	发行部电话	（010）83557247
办公室电话	（010）83519400	网销部电话	（010）83530809
传　　　真	（010）83519400		
地　　　址	北京市海淀区交大东路甲 36 号		
邮　　　编	100044		

编 委 会

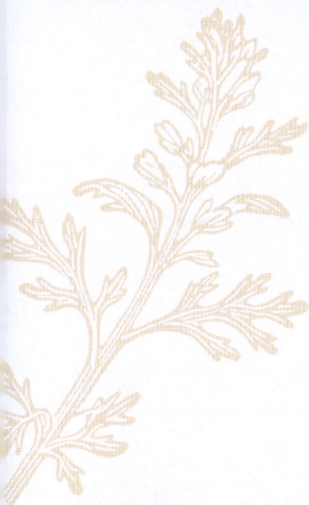

目录

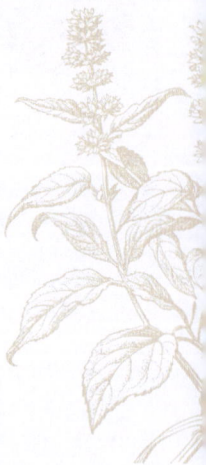

第七章　菌类

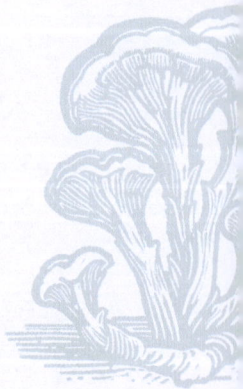

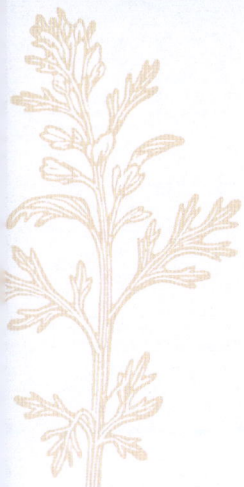

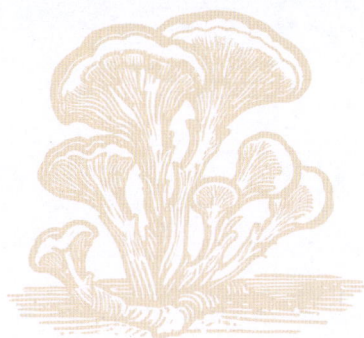

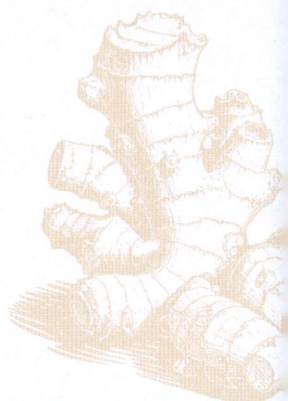

身边的中药

在您身边总有一些诱人的美味，或是奇珍，或是大自然中无时不在的，于花开花落、草木凋零的不经意间展现的美好。当您沉浸其中，安然享受这份馈赠之时，可知它们正随时准备着为您筑起一道健康屏障，助您平安！

这里向您介绍的是我们身边美味的中药：认识缤纷中药，品味健康人生！

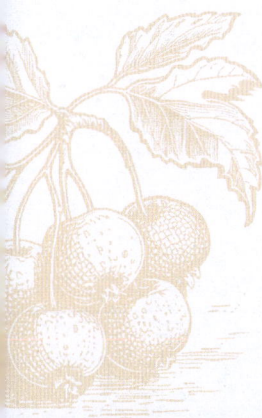

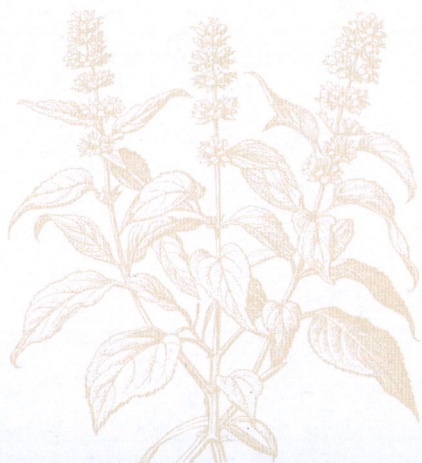

第一章

【果实类】

阳春三月话连翘

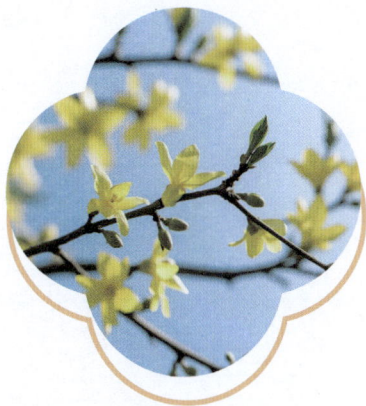

认识中药连翘

连翘味苦，性微寒，归肺、心、小肠经。为木犀科植物连翘的干燥果实。秋季果实初熟尚带绿色时采收，除去杂质，蒸熟，晒干，习称"青翘"。果实熟透时采收，晒干，除去杂质，习称"老翘"。

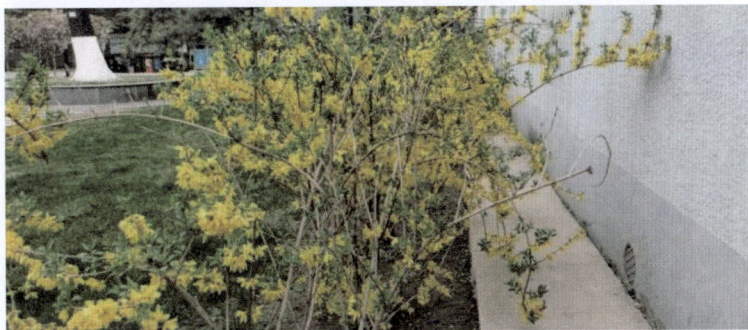

连翘（首都医科大学中医药学院百草园）

[功效主治]

连翘具有清热解毒，消肿散结，疏散风热的功效。用于痈疽，瘰疬，乳痈，丹毒，风热感冒，温病初起，温热入营，高热烦渴，神昏发斑，热淋涩痛。

·推荐茶饮·

代茶饮

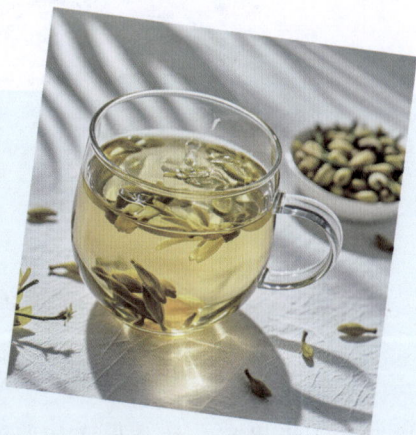

连翘不仅果实可以作为清热解毒的药材，其叶和花也可以作为茶饮用，饮用连翘茶对治疗高血压有一定的疗效。

采摘：

连翘花的采摘时间为刚开花时，在谷雨时节前后。此时连翘花朵初开，花朵新鲜，产量大，且做出的连翘花茶口味佳。连翘叶的采摘时间为开花后的4~5天，以刚长出1~2片叶子而未完全舒展者为佳。此时叶片柔嫩，适宜制作连翘茶。

蒸制法：

晾晒：将采回的连翘叶、连翘花除去杂质后放在阳光下晒

至半干（脱去水分 40%~50%），不要完全晒干。

蒸制：将连翘叶放在笼屉里蒸，由于连翘叶、花极嫩，因此蒸制的时间不宜过长，时间为3~5分钟（计时从水开后放入连翘叶、花开始）。

揉搓：将蒸后的连翘叶和花晾至脱去水分60%~70%，之后揉搓使之成为条状。

反复蒸制与揉搓：将上一步的连翘叶和花再放在笼屉里蒸制3~5分钟，随后取出晾晒、揉搓。如此经过 7~9 次，反复蒸制、晾晒、揉搓，直至最后一次晒干，就制成了连翘茶。只有经过几次的蒸制，茶叶的油脂才会被蒸出来，如此，连翘茶既清香润泽又可以长久保存。

用法：用开水直接冲泡即可，饮至味淡为止。

保存：做好的连翘茶可以长期保存，但对保存条件有要求——应保存在干燥、阴凉的地方，防止潮湿导致连翘茶吸收水分而变质。

肝脾同调——麦芽

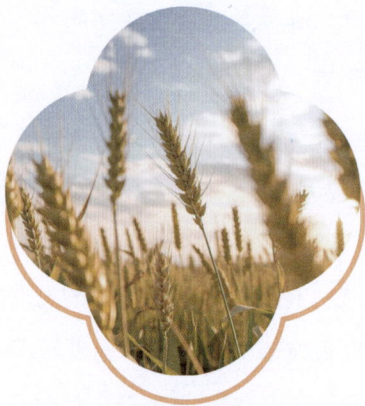

【功效主治】　麦芽具有行气消食，健脾开胃，回乳消胀的功效。用于食积不消，脘腹胀痛，脾虚食少，乳汁郁积，乳房胀痛，妇女断乳，肝郁胁痛，肝胃气痛。生麦芽健脾和胃，疏肝行气，用于脾虚食少，乳汁郁积；炒麦芽行气消食回乳，用于食积不消，妇女断乳；焦麦芽消食化滞，用于食积不消，脘腹胀痛。

认识中药麦芽

麦芽性平，味甘，归脾、胃经。为禾本科植物大麦的成熟果实经发芽干燥的炮制加工品。根据研究报道：麦芽煎剂能轻度促进胃酸及胃蛋白酶的分泌，水溶性的大麦淀粉酶可助消化。生麦芽可扩张母鼠乳腺泡及增加乳汁充盈度，炮制后则作用减弱。麦芽具有回乳和催乳的双向作用，所以，哺乳期妇女慎用。

· 推荐茶饮 ·

代茶饮

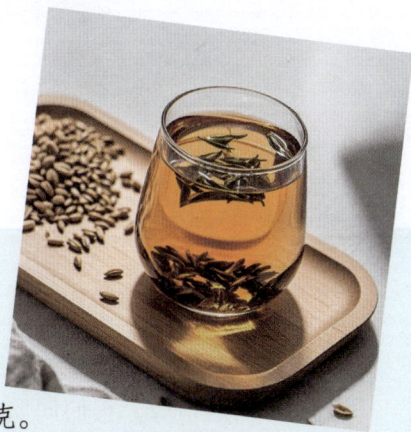

【原料】炒麦芽30克，茶叶8克。

【做法】沸水冲泡10分钟，不拘时温服，每日1剂。

【功效】消食健脾，利湿止痢。

酸酸甜甜覆盆子

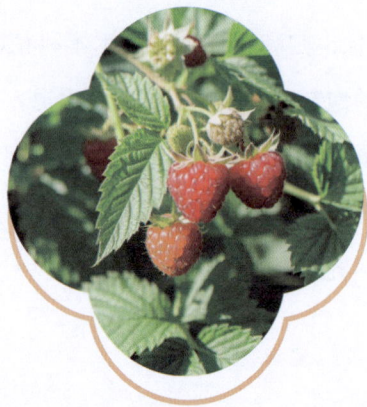

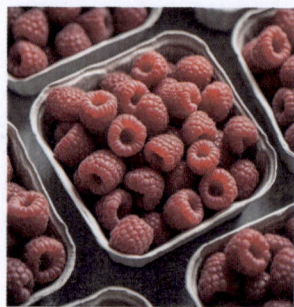

　　不知大家在逛超市时是否见过右图中的水果——树莓。树莓和覆盆子的确很像，它们同属蔷薇科悬钩子属植物，但植物来源、用途和果实特征等均有所不同。树莓是多种栽培品种的统称，主要作为水果食用。覆盆子药食两用，是本篇的主角。

覆盆子的营养价值不可小觑，《本草衍义》记载："掌叶覆盆子益肾脏，缩小便，服之当覆其溺器。"据说，如果经常服用，晚上就不用起来小解，夜壶从此覆盖不用，于是得名——覆盆子。因此，也被称为"长生果"和"补肾圣品"。

认识中药覆盆子

覆盆子味甘、酸，性温；归肝、肾、膀胱经。为蔷薇科植物华东覆盆子的干燥果实。夏初果实由绿变绿黄时采收，除去梗、叶，置沸水中略烫或略蒸，取出，干燥。

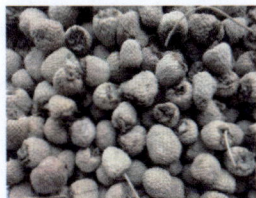

【功效主治】覆盆子具有益肾固精缩尿，养肝明目的功效。用于遗精滑精，遗尿尿频，阳痿早泄，目暗昏花。

味道酸甜的覆盆子药用价值很高，具有抗癌作用，且果实富含人体所需的氨基酸、维生素、有机酸、矿物元素、抗癌物质、蛋白质、脂肪、水分、碳水化合物、纤维、黄酮类物质、花色素苷，以及钙、镁等微量元素，有很高的营养价值。

温和的覆盆子很容易被人体的肾和膀胱所吸收，是适宜男性的优质保健食品。由覆盆子和其他药材制作而成的五子衍宗丸也是补肾益精的佳品。

覆盆子常常作为水果直接食用，鲁迅先生在《从百草园到三味书屋》里曾描写过覆盆子"像小珊瑚珠攒成的小球，又酸又甜，色、味都比桑椹要好得远"。另外，覆盆子还可以制作成果酱，搭配面包一起食用，或调配茶饮，或者作为配料用来制作蛋糕、布丁、甜品、雪糕等。

· 推荐美食 ·

果酱

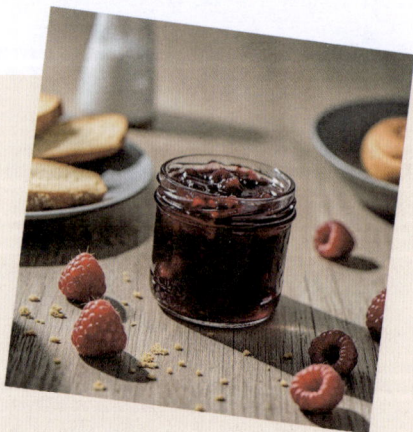

有关覆盆子的美食，其果酱是首选。它是以覆盆子、白兰地、柠檬汁、麦芽糖、绵白糖为原料制作而成的一种果酱，适合搭配面包和酸奶食用。

具体做法：

【食材】覆盆子500克，白兰地35克，柠檬汁15克，麦芽糖200克，绵白糖450克。

【做法】1. 将冷冻的覆盆子放入容器中隔水加热，再加入绵白糖、麦芽糖一起搅拌均匀，继续加热。

2. 加入柠檬汁，搅拌均匀，继续加热直到覆盆子溶解程度为70%~80%。

3. 将煮好的酱料装入保鲜盒中，放进冰箱冷藏静置一夜。

4. 把静置一夜的酱汁取出，倒入平底锅里用大火煮开。

5. 煮开后，加入白兰地，再用小火持续熬煮。熬煮的过程中要不定时地搅拌，煮到锅内的果酱达到浓稠。

6. 果酱呈现浓稠状后关火，趁热将果酱装入罐内放入冰箱冷藏。

小贴士

❶ 建议将熟透的和七至八分熟的覆盆子混合使用，能使果胶、果酸、果糖的比例更均衡，风味更协调。

❷ 清洗好的果酱瓶，需要先倒立控出水分，入消毒柜高温臭氧杀菌、消毒后取出备用。果酱做好后要以最短时间装瓶，尽量做到无菌。

覆盆子蜜饮

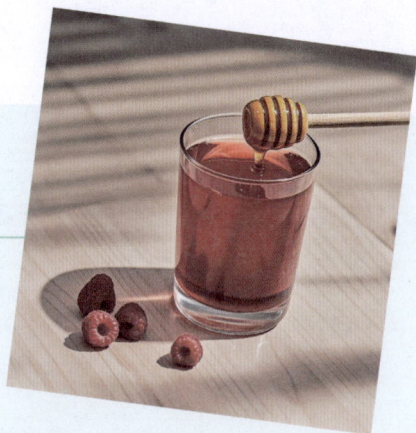

【原料】覆盆子200克，蜂蜜25克。

【做法】将覆盆子去杂洗净，放入锅中，加入适量水，煮沸20分钟，去渣后稍凉至60℃以下，调入蜂蜜即成。代茶饮。

【功效】蜜汁味甜，补中润燥，补肾固精。

美味又消食——山楂

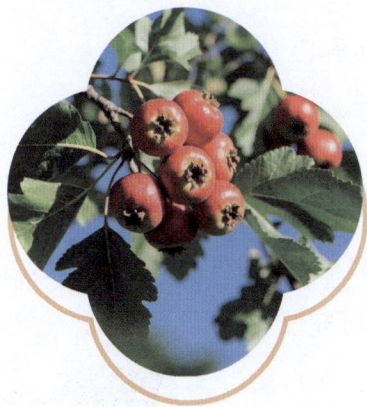

都说冰糖葫芦儿酸，

酸里面它裹着甜。

都说冰糖葫芦儿甜，

可甜里面它透着那酸。

伴随着这首耳熟能详的歌曲，让我们一起走入冰糖葫芦的主角——山楂。

认识中药山楂

　　山楂具有消食健胃，行气散瘀，化浊降脂的功效。用于肉食积滞，胃脘胀满，瘀血经闭，心腹刺痛，胸痹心痛，高脂血症。

山楂为蔷薇科植物山里红的干燥成熟果实，秋季果实成熟时采收。现代研究证实：山楂富含氨基酸、蛋白质、糖类、矿物质、维生素等多种营养成分，且是苹果果实蛋白质含量的17倍，具有非常高的营养价值。另外，山楂果胶含量很高，有降低血糖、预防胆固醇的功效。其中还有大量的膳食纤维，可以促进肠道蠕动、分泌消化液，有利于消化食物和促进排泄。

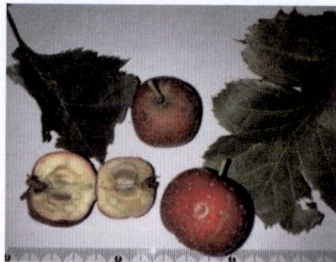

随着生活水平的不断提高，人们摄入的高热量、高蛋白、高脂肪食物日渐增多，淤积于肠胃，易引起消化不良，增加肠胃负担。此时可以用山楂一试，山楂具有消积化滞之功，是消化油腻肉食积滞之要药。

同时，山楂是药食两用药材之一，营养丰富，具有"营

养果"之称，再加上山楂独特的风味，因此被广泛应用于多种食品和保健品中。饭后食用鲜山楂或山楂酱，有利于缓解食积的症状。

· 推荐美食 ·

山楂山药汤

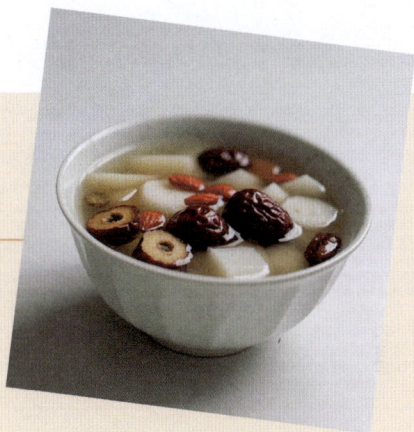

【食材】鲜山楂50克，鲜山药50克，红枣、枸杞子适量，香油、盐适量。

【做法】1. 鲜山楂去核，洗净，切成薄片；红枣、枸杞子洗净。

2. 鲜山药去皮、洗净，对半剖开，斜切成薄片。

3. 锅内倒入鲜汤，放入鲜山药片、鲜山楂片、红枣、枸杞子烧沸，撇去浮沫。

4. 加入香油、盐调味，用淀粉勾薄芡即成。

【功效】消食化积，活血散瘀，益气养肾，补肺健脾。

山楂果酱

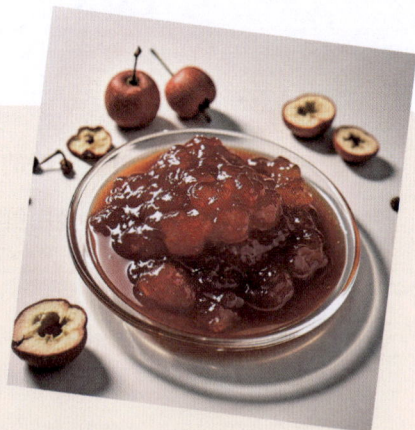

【食材】鲜山楂500克，冰糖适量。

【做法】1. 将鲜山楂洗净去核，切块。

2. 锅中加入凉水，与鲜山楂持平。

3. 大火煮沸后转中火，根据口味加入适量冰糖。

4. 不停搅拌，直至冰糖完全融化后转小火。

5. 继续煮大约20分钟，其间要一直不停地搅拌以免煳锅，直至变成黏稠的糊状即可食用。冷藏后风味更佳。

银耳山楂羹

【食材】鲜山楂、银耳各200克，黄冰糖适量。

【做法】1. 鲜山楂、银耳提前浸泡、洗净。

2. 银耳放入砂锅，加入适量冷水，大火煮开，小火熬煮15分钟。

3. 倒入鲜山楂，继续煮20分钟。

4. 加入黄冰糖，煮至糖化；盛入碗中，温热食用。

小贴士

山楂味酸，加热后会变得更酸，食用后应立即刷牙，否则不利于牙齿健康。孕妇忌大量食用山楂，以免诱发流产。脾胃虚弱者、血糖过低者勿食山楂。

具有五味的『红葡萄』——五味子

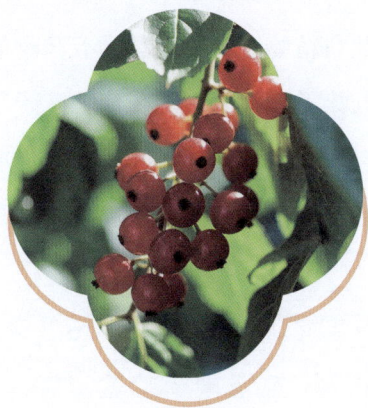

五味子，颜色鲜艳，红润光泽，像大红樱桃一样令人垂涎欲滴。五味子颜值高，富有价值，可谓是"才貌双全"。

谈及五味子的名字由来，名医自有答案。北宋药物学家苏颂曾说过："五味皮肉甘酸，核中辛苦，都有咸味，此则五味见也。"

中医认为：酸入肝，苦入心，甘入脾，辛入肺，咸入肾，而五味子五味兼具。所以，民间有"五月常服五味子以补五脏气"之说。明代李士材誉之为"生津之要药，收敛之妙剂"。

认识中药五味子

五味子为木兰科植物五味子或华中五味子的干燥成熟果实；前者称"北五味子"，后者称"南五味子"，均收载于《中国药典》中。秋季果实成熟时采摘，晒干或蒸后晒干，除去果梗及杂质。五味子味酸、甘，性温，归心、肺、肾经。

【功效主治】

五味子具有收敛固涩，益气生津，补肾宁心的功效。用于久嗽虚喘，梦遗滑精，遗尿尿频，久泻不止，自汗盗汗，津伤口渴，内热消渴，心悸失眠。

现代药理研究发现，五味子的主要化学成分有木质素、多糖、挥发油等。通过临床实践，人们发现五味子对2型糖尿病、多年的慢性气管炎具有一定的疗效。五味子中含有五味子素，能扩张血管，增加供血量，保护心脏，预防心脏病的发生。此外，五味子还具有保护肝脏、镇静、美容养颜、防治溃疡和提高机体免疫力等作用。

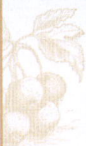

五味子泡水

【原料】五味子5克,冰糖适量。

【做法】1. 将五味子洗净。

2. 用开水略烫,立即捞出,放入茶杯中。

3. 根据口味放入适量冰糖,再加入开水冲泡。

4. 加盖焖15分钟左右即可饮用。

五味子枸杞饮

【原料】五味子半茶勺,枸杞子五六颗(以五味子:枸杞子为1:3的比例来配置),冰糖2颗,开水适量。

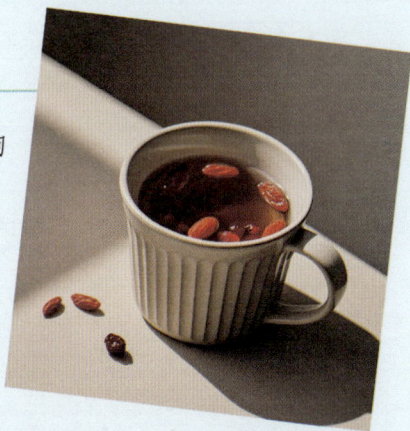

【做法】1. 将五味子、枸杞子倒入茶杯中,用少量开水冲洗食材。

2. 将冲洗过的食材水倒掉,保留食材。

3. 放入冰糖,再加入开水,焖泡5分钟后即可饮用。

【功效】补肝肾,养心神,改善失眠。

五味子党参龙眼饮

【原料】五味子6克，党参2克，龙眼5克。

【做法】将五味子、党参、龙眼洗净倒入杯中，用开水焖泡10分钟后即可饮用。

【适用人群】该茶适宜虚汗多、气阴不足、心脾两虚之人饮用。

小贴士

五味子不可过量服用，否则会出现一些不良反应或毒副作用。表邪未解、内有实热、咳嗽初起、麻疹初起者均不宜服用。

沐浴春风开放的山茱萸

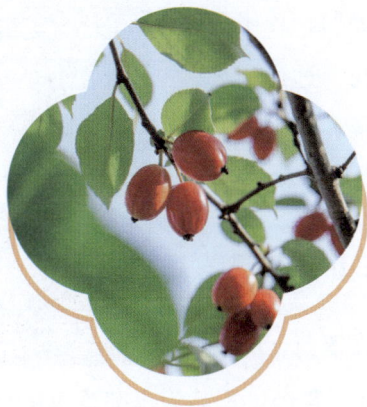

春赏黄花、夏看影姿、秋观红果、冬品白雪，每逢四月初，茱萸花开放正盛，细细碎碎的小黄花漫布枝头，可以一观。

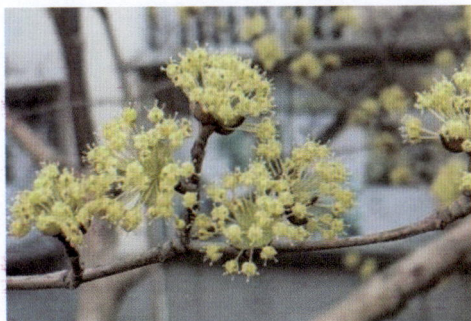

山茱萸（首都医科大学中医药学院百草园）

山茱萸花美果也美，成熟的山茱萸果实红彤彤的，像串串小灯笼挂在树枝之间，远远望去，一片热闹景象，诱人品尝。其果肉味道不全是甜的，微酸可口。

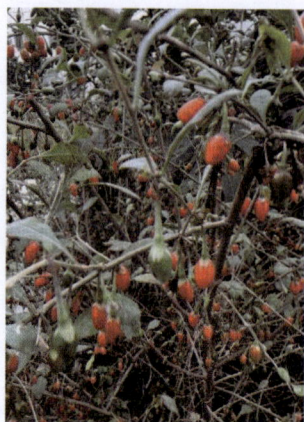

认识中药山茱萸

山茱萸属于收涩药，味酸、涩，性微温，归肝、肾经。本品为山茱萸科植物山茱萸的干燥成熟果肉。在秋末冬初果皮变红时采收果实，用文火烘或置沸水中略烫后，及时除去果核，再干燥成品，即是中药材山茱萸。

【功效主治】 山茱萸具有补益肝肾，收涩固脱的功效。用于眩晕耳鸣，腰膝酸痛，阳痿遗精，遗尿尿频，大汗虚脱，内热消渴。

山茱萸是药食两用植物，其果实成熟后可直接鲜食，风味醇正，酸甜可口。果实内还富含铁、维生素A、维生素C、熊果酸、多糖等有机物质，具有很大的食疗和保健作用。

古代就有山茱萸果实制作的六味地黄酒行世，随着现代科技的不断进步，山茱萸在保健酒类、食品添加剂、有机果汁饮品和功能性饮品等方面得到很大的开发和利用。

目前关于山茱萸上市的各类饮食产品有六味地黄酒、有机山茱萸汁、山茱萸果脯、食醋、果酒等。

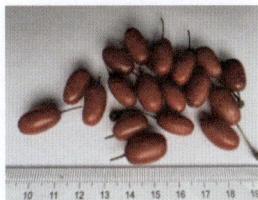

山茱萸

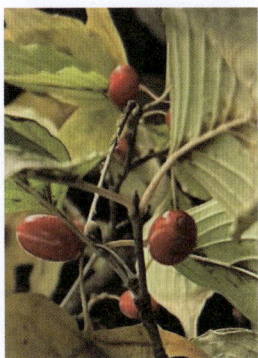

山茱萸

· 推荐美食 ·

山药茱萸粥

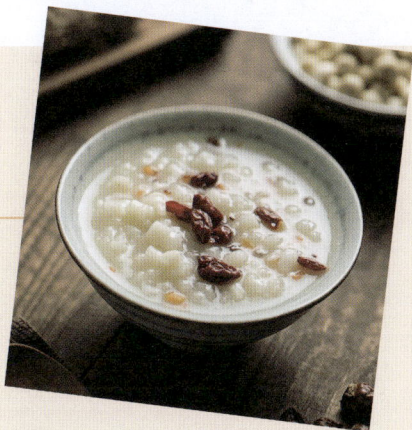

【食材】山茱萸肉10克，山药、薏苡仁、粳米各适量。

【做法】将薏苡仁浸泡30分钟，再清洗山茱萸肉、山药和粳米，洗净后将山药去皮切块。切好山药，薏苡仁也泡好了，起锅烧水，倒入粳米和剩余食材，文火炖煮30分钟即可。粥熟可加白砂糖调味。

山茱萸果酒

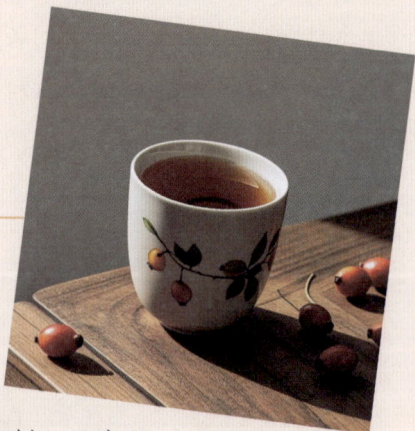

【食材】山茱萸鲜果200克，花雕酒200毫升，冰糖适量。

【做法】将山茱萸鲜果洗净，倒入无水无油的容器中，再加入冰糖和花雕酒，置于阴凉处。一般密封7天后即可以享用，不着急可以多等一些时日，浸泡的时间越长，香味越浓，口感越醇厚。

山茱萸果脯

除了果酒，果脯也是山茱萸的标配。取山茱萸鲜果洗净晒干，于热水中烫1分钟后，去核烘干或晒干，即是酸酸甜甜的果脯。

· 推荐茶饮 ·

山茱萸水

【原料】山茱萸10~20克。

【做法】用250毫升开水冲泡，盖上茶杯盖，焖5分钟即可。

【功效】补益肝肾。

初尝山茱萸水，你会发现味道有点儿酸涩，但是不苦。如果不喜欢这种酸味，可以添加少许蜂蜜调味。

小贴士

山茱萸可放心食用，吴茱萸不可！二者虽然名称相近，但不可以弄混：吴茱萸也是一种中药，有小毒，须在医生指导下使用，且不可久用；山茱萸无毒，果实可直接食用。

养生记事话桑椹

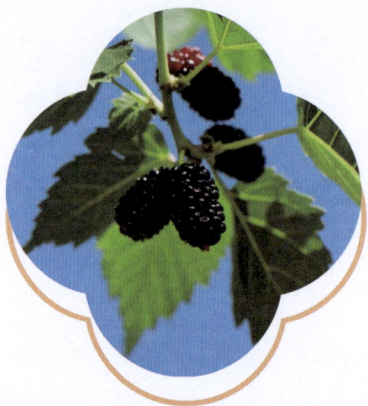

深树鸣鸠桑椹紫，

午风团蝶菜花黄。

初夏时节，正值桑椹成熟的时候，一颗颗紫红色的桑椹，是那么饱满诱人！桑椹，又称桑果、桑泡儿、乌椹等，甜酸清香，是人们常食的水果之一。除此，它还可以强身健体、延年益寿。

认识中药桑椹

桑椹味甘、酸，性寒，归心、肝、肾经。本品为桑科植物桑的干燥果穗。4~6月果实变红时采收，晒干，或略蒸后晒干。

【功效主治】 桑椹具有滋阴补血，生津润燥的功效。用于肝肾阴虚，眩晕耳鸣，心悸失眠，须发早白，津伤口渴，内热消渴，肠燥便秘。

桑椹含有丰富的维生素、氨基酸、柠檬酸、苹果酸、纤维素、胡萝卜素，以及钙、铁等矿物质元素。桑椹内的锌、维生素E、硒等元素是苹果的2～20倍，具有极高的营养价值。其还含有多糖、黄酮类和大量的花青素，具有降血脂、降血糖、抗氧化、抗炎和抗衰老的作用。

桑椹的含糖量较低，糖尿病患者可以食用，但要适量食用，密切监测血糖水平；桑椹性寒，不宜和其他凉性的食材一起食用。

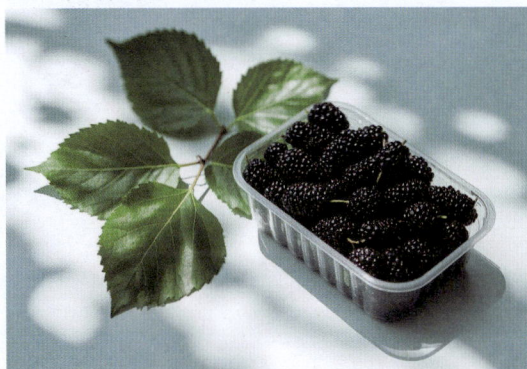

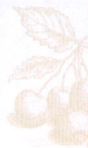

果酱

【食材】新鲜桑椹600克、冰糖200克。

【做法】将新鲜桑椹洗净，放入锅中，加入冰糖，中大火煮开，再用小火慢慢煮至新鲜桑椹软化，果粒变小，汁液变浓稠状即可熄火，装瓶放凉后冷藏保存。

【注意】熬煮时不能用铁锅，因桑椹分解酸性物质，用了铁锅会产生化学反应而导致中毒。

果酒

【食材】新鲜桑椹500克、白酒500克、冰糖50克。

【做法】将新鲜桑椹洗净控水，玻璃瓶洗净消毒晾干后，再将新鲜桑椹装瓶放上冰糖，加满白酒没过新鲜桑椹，密封放置阴凉通风处，3个月后就可以享用果酒了。

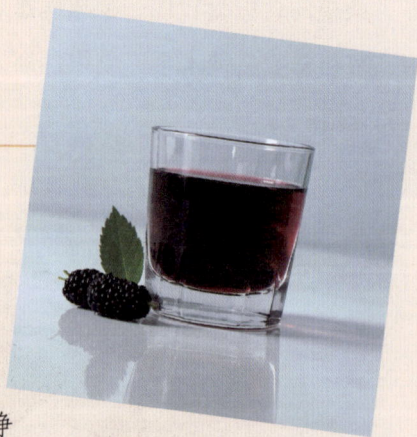

桑椹粥

【**食材**】桑椹干50克、糯米60克、冰糖20克。

【**做法**】将糯米洗净，放入锅中，加入桑椹干、冰糖和清水，用慢火煮2小时，趁热食用。

【**功效**】桑椹粥是很好的补益粥，对肝肾不足、阴血两虚引起的头晕目眩、腰膝酸软、肠燥便秘等症状都有一定的疗效。

桑椹牛骨汤

【**食材**】桑椹干25克，牛骨400克，白酒、冰糖、姜和葱适量。

【**做法**】将桑椹干洗净，加入少许白酒、冰糖一起蒸；另将牛骨放入锅中，开锅后去除浮沫，加姜和葱继续煮，最后在牛骨发白时捞出牛骨，加入已蒸好的桑椹干，调好味后，即可饮用。

【**功效**】牛骨和桑椹都是补血的药材，所以桑椹牛骨汤有滋阴补血、益肾强筋的功效，非常适用于术后患者恢复期间食用。

伴茶饮

【原料】桑椹干8颗，配料若干。

【做法1】玫瑰花3朵，直接用热水和桑椹干一起冲泡即可。

【功效】疏肝淡斑，润肠通便。

【做法2】茉莉花10朵，用热水冲泡茉莉花，待水温降至60℃时加入桑椹干。

【功效】调节心情，安神宁气。

【做法3】玫瑰花3朵，黑枸杞10颗，用热水冲泡玫瑰花，待水温降至60℃时加入桑椹干和黑枸杞。

【功效】补肾补血，生发乌发。

【做法4】胎菊10朵，红枣3颗；用热水冲泡胎菊和红枣，待水温降至60℃时加入桑椹干。

【功效】补气养血。

08

消暑神器——西瓜

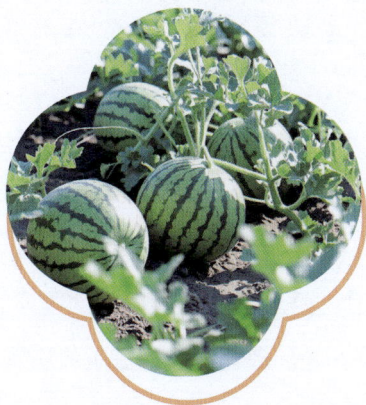

西瓜全身都是宝，西瓜肉含有丰富的维生素C，西瓜皮可以炒菜，西瓜籽晒干后可以做成零食，西瓜翠绿的外衣可以做成西瓜霜，是口腔溃疡的克星。

认识中药西瓜

《本草纲目》中说：西瓜甘、寒、无毒，不仅"消烦止渴，解暑热"，而且"宽中下气，利小水，治血痢，解酒毒，治口疮"。医书中还将西瓜称作"天生白虎汤"，白虎汤是中医治疗高热、烦渴等实热病证的得力良方，书中认为吃西瓜可以起到这一方剂的作用，足见医家对它疗效的认可。

[功效主治] 西瓜具有解暑生津，利尿消肿，缓解疲劳的功效。用于暑热烦躁，口舌生疮，消渴多饮，咽喉肿痛。

由于西瓜有利尿的作用，且水分含量丰富，所以吃西瓜后排尿量会增加，从而减少胆色素的含量，并使大便畅通，对黄疸有一定作用。西瓜还含有降血压的物质，因此血压高的人群适量吃西瓜，能起到辅助降低血压的功效。

西瓜堪称"盛夏之王"，清爽解渴，味甘多汁，是盛夏的佳果。除直接食用外，还可榨成新鲜果汁。

· 推荐美食 ·

西瓜汁

【食材】适量冰镇西瓜。

【做法】1. 西瓜切块。

2. 挑出西瓜籽。

3. 将处理好的西瓜块放入榨汁机。

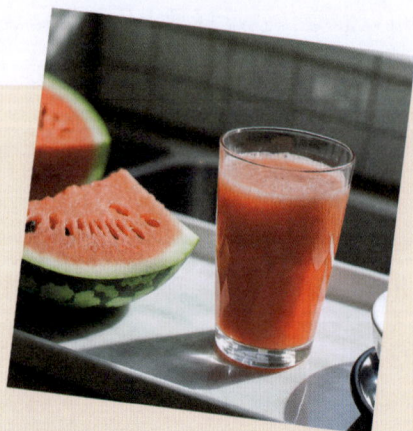

4. 启动榨汁机打汁。

5. 稍等片刻，待榨好，即可将西瓜汁倒入茶杯中饮用。

西瓜冰麻薯

【食材】西瓜汁200毫升，糯米粉120克，糖粉10克，奶粉适量。

【做法】先取一杯西瓜汁，将西瓜汁、糯米粉、糖粉、奶粉混合搅拌至无干粉，过筛一遍。然后装到蒸盘里，盖上保鲜膜并用牙签插出一些小洞，冷水上锅蒸25分钟。蒸熟后整理到保鲜膜上，包好，冷冻1小时即可取出，最后撒上一层奶粉，切成小块即成。

西瓜冻撞奶

【食材】西瓜300克，白凉粉30克，牛奶750毫升，白砂糖3克。

【做法】西瓜切块榨汁，过滤倒入奶锅，加入白凉粉，小火加热，不停地搅拌，直至白凉粉完全溶化，离火。加入白砂糖，待其冷却到35℃左右时，倒入容器中。西瓜冻完全冷却凝固后倒入牛奶，将西瓜冻用勺子捣碎后享用。

【功效】西瓜和牛奶中含有的糖类物质可以促进唾液的分泌，具有很好的生津作用，二者含水量高，食用后可以很好地止渴。

西瓜翠衣

说到吃西瓜，自然是西瓜多汁的肉质，但那被抛弃的西瓜皮也是一味中药，它有一个好听的名字，叫作西瓜翠衣，是制作鼎鼎大名的西瓜霜的重要原料。

· 推荐茶饮 ·

西瓜翠衣饮

【食材】鲜西瓜外皮200克，白砂糖适量。

【做法】将其洗净切碎，加水适量煎煮15分钟，待凉后去渣取汁，加白砂糖适量，即可享用。

【功效】清暑热，利小便。

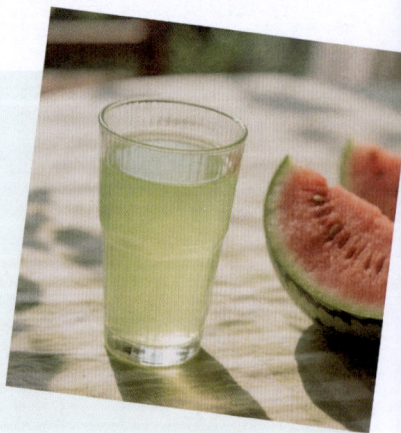

09

秋分吃大枣

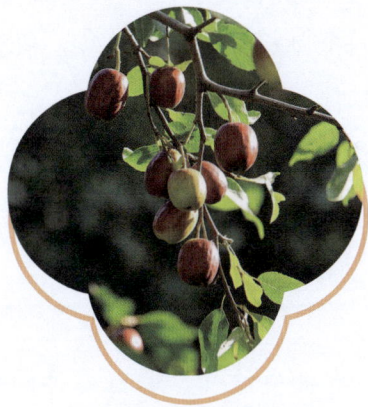

秋分

一候雷始收声；二候蛰虫坯户；三候水始涸。今日秋分，阴阳相半，昼夜平均，阴气始盛，天气渐冷，正所谓白露秋分夜，一夜凉一夜。

夏忙半个月，秋忙四十天。秋分又是我国的农民丰收节，正是秋收、秋耕、秋种的好时候。这时的芝麻、花生、核桃、秋梨等蔬果都成熟了。人们可以吃秋菜，尽情地享受美食。

当然，这个时候也少不了今天的主角——大枣。

认识中药大枣

大枣为鼠李科植物枣的干燥成熟果实。秋季果实成熟时采收，晒干。其味甘，性温，归脾、胃、心经。《神农本草经》中把大枣列为365种药物中的上品，它有"安中养神，助十二经，补元气，生津液，通九窍，久服轻身延年"之功效。

【功效主治】 大枣具有补中益气，养血安神的功效。用于脾虚食少，乏力便溏，妇人脏躁等症。

大枣含有丰富的氨基酸、多糖和维生素，还包括其他有机酸、生物碱、树脂、儿茶酚等物质。据现代研究，大枣有抗肿瘤、抗癌、抗衰老、降压、预防心血管疾病的作用。另外，大枣对于失眠、慢性肾炎等都能发挥一定程度的保健功能。

刚摘下来的新鲜大枣是脆甜的，以鲜食的方式直接服用具有很高的营养价值；晒干后可经加工做成各种小吃，也可以泡水、煮粥、煲汤等，美味又营养。但其味甜性腻，可能生湿生痰，故脾胃虚弱之人不宜多吃。《饮食须知》中明确提出，痰多而有壅热者不食，便秘者不食，有齿病者不食。

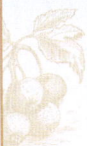

红枣夹核桃

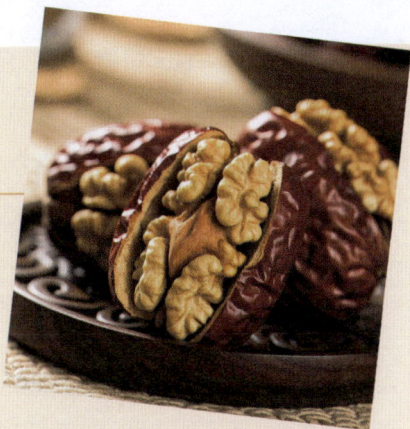

【做法】取干红枣1颗，对半剖开，放入核桃仁，一个枣夹核桃就完成了，可以直接食用，也可以煮粥。

【功效】红枣夹核桃具有核桃与红枣的双重功效，含有丰富的维生素、蛋白质、油脂、碳水化合物、糖分，以及钙、铁、锌、硒等微量元素，具有补血益气，补肾润肠等作用。

大枣煲汤

【做法】取干红枣数颗，同银耳、莲子或枸杞、红豆、桂圆、生姜、山药、百合等熬水或熬粥。

【功效】养心安神，健脾益胃。

红枣糕

【**食材**】红枣150克，精面粉300克，白砂糖50克，酵母4克，牛奶50克，蜂蜜适量。

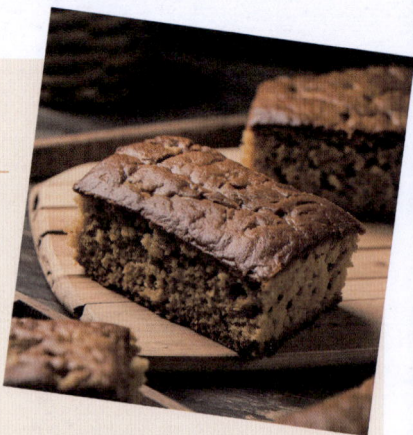

【**做法**】1. 取红枣入笼蒸熟捣成泥，再取精面粉，将枣泥、白砂糖和酵母放入面粉中搅拌均匀。

2. 倒入牛奶和适量蜂蜜，加入温水，边加边搅拌，将面粉调成面糊。

3. 把和好的面糊倒入蒸盘，烤箱150℃烤约25分钟即成。

【**功效**】红枣糕口味独特，枣香浓郁，口感细腻，回味绵甜，且富含营养，具有养颜防衰的功效。

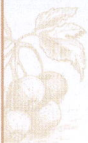

10

不陈旧的鲜味——陈皮

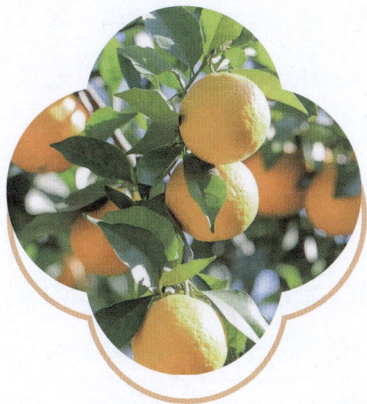

　　"橘生淮南则为橘，生于淮北则为枳"，这句古文想必读者朋友们都曾在语文课本上学习过，晏子针对这一现象给出的原因是"水土异也"。由此，我们也可以看出，柑橘属中诸多物种十分相近，加之受历史、地域等原因影响，橘、橙、柑等十分复杂，包含着数量庞大的变种，看得人眼花缭乱。

识药食药 免『疫』防病

　　基源复杂便导致其所涉及的药材同样不简单！柑橘属涉及的中药有：陈皮、青皮、橘红、橘络、橘核、化橘红、枳实、枳壳等——每一种药材细分到其商品规格、等级又包含数种，常常让人分不清。

认识中药陈皮

　　陈皮味苦、辛，性温，归肺、脾经，为芸香科植物橘及其栽培变种的干燥成熟果皮，采摘成熟果实，剥取果皮，晒干或低温干燥。因橘皮入药以陈久者为佳，故称陈皮，它是我们生活中很常见的一味中药，其药材分为"陈皮"和"广陈皮"。其中，广陈皮主产于广东的新会、江门（冈州）及四会等地，以新会产量大、质优。

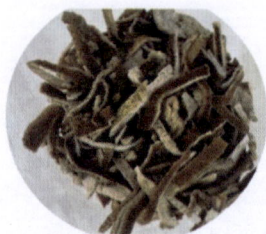
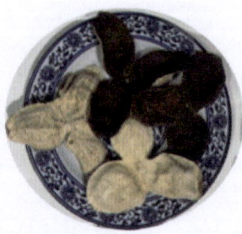

陈皮　　　　　　　　　　　　广陈皮

【功效主治】 陈皮具有理气健脾，燥湿化痰的功效。用于脘腹胀满，食少吐泻，咳嗽痰多。

现代医学研究显示，陈皮内的乙酸乙酯提取物是促消化活性最强的部分，具有促进消化的作用。同时，陈皮中的总黄酮成分有改善糖代谢、脂质代谢和保护肝脏的作用。

美食

陈皮在日常饮食中的地位也十分重要。从中餐制作的角度来看，陈皮是再好不过的"增鲜添香，去异解腻"的调料，尤其对于那些本身带有腥膻异味的荤食原料。同时，它还有另一个特性，就是极易和"麻辣"味相融，从而产生出十分诱人的鲜美醇香。

· 推荐美食 ·

陈皮牛肉

【食材】泡软的陈皮50克，瘦牛肉500克，干红辣椒25克，花椒5克，

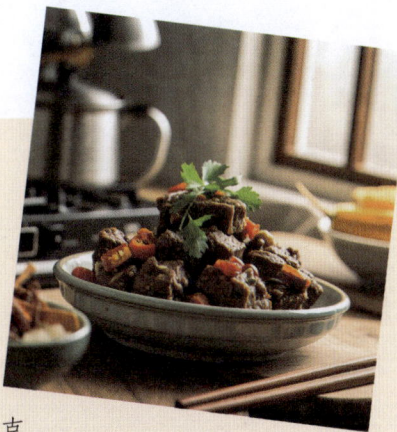

白砂糖20克，黄酒50克，酱油10克，味精、葱、姜、蒜、精盐适量。

【做法】 1. 瘦牛肉适当切片，用少许黄酒、精盐腌制5分钟（黄酒和精盐都不宜过多，让牛肉稍有其味即可）。

2. 将腌好的瘦牛肉放入温热油中炸透（牛肉炸至将干状态），捞出，控净余油，将锅中的油倒出一部分，仅留有适量油，先放入花椒，温油将其炸熟飘出香味时，捞出。再将红辣椒干放入稍炸，待出香味时，放入泡软的陈皮稍炸（变色即可，不要炸糊），随即烹入黄酒，添水750毫升，烧开。

3. 放入瘦牛肉、白砂糖、鸡精、葱、姜和精盐，改小火慢烧，保持微开，待瘦牛肉完全烧透，呈软嫩状，再将其改大火收汁。如果喜食辣味，可以在即将出锅前滴加辣椒油。

山楂芡实陈皮粥

【食材】 陈皮、鲜山楂、芡实、大米各适量。

【做法】 1. 将鲜山楂放入清水中洗净，去蒂，再用刀切去头、尾，切开去核，改切成大小均匀的小块，备用。将陈皮用清水浸泡30分钟，洗净，用刀切成细丝。

2. 砂锅加水，大火烧开，倒入洗净的大米、芡实和切丝的陈皮，用小火煲煮约30分钟，至米粒变软。

3. 倒入准备好的山楂，搅拌均匀，小火继续煮约10分钟至熟。

【功效】健脾理气，消食化积，燥湿化痰。

· 经典方剂 ·

代茶饮——橘皮竹茹汤（《金匮要略》）

【组成】陈皮9克，竹茹9克，党参9克，甘草3克，生姜12克，大枣8颗。

【做法】所有食材洗净后加水煎煮，煎煮时宜用文火慢炖，取汁分次饮用。

【功效】降逆止呃，益气清热。

陈者为佳？

传统上认为，有些中药在采收后放置几年再使用的药效较好，即所谓中药陈用、以陈者为佳的观点。但是随着现代科学的发展，很多人对此并不理解，认为时间放得越久，成

分流失越多药效会更差。

接下来我们就用中医理论对此进行阐述！

有些人可能对于"中药陈化"的概念有所误解，中药陈化后其"形色气味性效用"发生变化，药气挥发，药性和缓。其目的主要体现在三个方面。

第一，降低燥性，缓和药性，适用于含挥发油等刺激性成分较多的药物。

第二，增强药效。

第三，降低或消除不良反应，适用于有毒或药性峻烈的药物。

从陈化机制来看，这一过程十分复杂，伴随物理因素（光照、温度、湿度等）、化学因素（氧气、臭氧等）、生物因素（微生物、酶等）等影响，挥发性成分散失，并且在氧气、微生物、酶等介导下发生化合物降解反应、氧化反应、聚合反应等，致使陈化中药的药效物质及功效发生改变。

陈皮含有挥发油，有刺激肠胃、促进消化液分泌及刺激性祛痰作用。当年新产的陈皮挥发油含量高，此时燥性大，易伤正气。放置几年后的陈皮挥发油含量下降，黄酮类成分含量上升，此时燥性和祛痰作用均减弱，理气作用增强。因而，新陈皮用于祛痰更好，老陈皮则用于理气更好。

所以"中药陈化"十分重要且具有强有力的科学理论支撑。

注意事项：陈皮苦燥性温，易伤津助热。舌赤少津，内有实热，阴虚燥咳，及咯血、吐血者慎用。

认识中药青皮

青皮作为药品出现时间晚于陈皮，其始载于《洁古珍珠囊》。时光的积累为陈皮与青皮划分出了纵向的间隔，虽然古人们不能明确二者的化学成分差异，但是"一体两用"的智慧却将光阴的差别在药材中给予确认，为后人启示取用之道。

同陈皮一致，该品为芸香科植物橘及其栽培变种的干燥幼果或未成熟果实的果皮。5~6月收集自落的幼果，晒干，习称个青皮；7~8月采收未成熟的果实，在果皮上纵剖成四瓣至基部，除尽瓤瓣，晒干，习称四花青皮。取青皮片或丝，照醋炙法炒至微黄色，习称醋青皮。

青皮味苦、辛，性温，入肝、胆、胃经。功能为疏肝破气，消积化滞，用于胸胁胀痛，疝气疼痛，乳癖，乳痈，食积气滞，脘腹胀痛。化学成分含橙皮苷、中肌醇、挥发油（主要成分为右旋柠檬烯）和维生素。

注意事项：本品性烈耗气，气虚者当慎用。该品未被列入既是食品又是中药材的名录之中。

11

橘红与化橘红

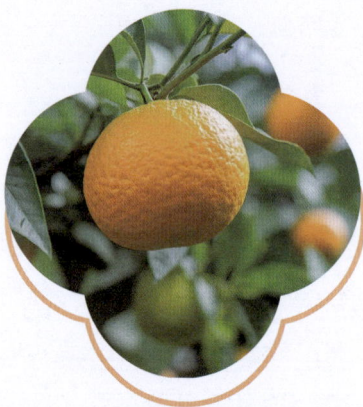

芳条结寒翠，圆实变霜朱。

徙根楚州上，来覆广庭隅。

——【南北朝】范云《园橘诗》

天气渐凉，枝叶凝有白霜，圆圆的果子经霜染红，高高地挂在树枝上，一抹抹橘红为阴沉沉的冬季注入了温暖和活力。这份夺目的橘红不仅是一抹色彩，更是一味难得的中药。

认识中药橘红

橘红味辛、苦,性温,归肺、脾经。为芸香科植物橘及其栽培变种的干燥外层果皮。秋末冬初果实成熟后,人们便把其采摘下来,用刀削下外果皮,晒干或阴干。《汤液本草》中提到"橘皮以色红日久者为佳,去白者曰橘红也"。

【功效主治】橘红具有理气宽中,燥湿化痰的功效。用于咳嗽痰多,食积伤酒,呕恶痞闷。

宋代的《太平惠民和剂局方》中记载了治疗秋季疾病的方剂二陈汤,因半夏、橘红宜选用陈久者入药为佳,故名"二陈"。本方应用于痰湿所致的多种病症,尤适宜病位在肺、脾二脏者,能起到燥湿化痰、理气和中之效。

橘红、陈皮和化橘红的区别

	橘 红	陈 皮	化橘红
来源	芸香科植物橘及其栽培变种的干燥外层果皮	芸香科植物橘及其栽培变种的干燥成熟果皮	芸香科植物化州柚或柚的未成熟或近成熟的干燥外层果皮。前者习称"毛橘红",后者习称"光七爪""光五爪"

	橘 红	陈 皮	化橘红
炮制	秋末冬初果实成熟后采收，用刀削下外果皮，晒干或阴干	采摘成熟果实，剥取果皮，晒干或低温干燥	夏季果实未成熟时采收，置沸水中略烫后，将果皮割成5瓣或7瓣，除去果瓤和部分中果皮，压制成形，干燥
性味归经	苦、辛，温。归肺、脾经		
功效	理气宽中，燥湿化痰	理气健脾，燥湿化痰	理气宽中，燥湿化痰
主治	咳嗽痰多，食积伤酒，呕恶痞闷	咳嗽痰多，食少吐泻，脘腹胀满	咳嗽痰多，食积伤酒，呕恶痞闷

认识中药化橘红

化橘红是芸香科植物化州柚或柚的未成熟或近成熟的干燥外层果皮，化州柚主产于广东茂名地区的化州、电白、廉江，以化州为主。

橘红通过历代医家不断发展和补充，早已形成橘皮类橘红和柚类皮橘红两类。这两类橘红由于植物来源有别，其

性状、功效也有所差异，所以1949年之前在中医处方中就分别入药，如处方写橘红，即付橘皮类橘红；写化橘红付柚类皮橘红（2005年版《中国药典》就将橘红与化橘红分别收载）。后因橘皮类橘红加工费时，产量低，自20世纪50年代起产量逐渐减少，到20世纪60年代该品已基本绝迹，被柚类皮橘红所代替。当前无论调配汤剂或配制成药一律配付柚类皮橘红。

小贴士

橘络、橘核和橘白的功效主治

	橘 络	橘 核	橘 白
功效	化痰止咳，通络止痛，理气活血	理气，散结，止痛	健脾和胃，祛湿化浊
主治	痰滞经络引起的胸痛、久咳，气滞血瘀或挫伤导致的胸胁、关节疼痛，慢性咳嗽伴痰中带血	疝气疼痛，睾丸肿痛，乳痈乳癖	脾胃虚弱或湿滞导致的腹胀、纳差，湿浊内阻引起的脘腹痞闷、呕吐泛酸

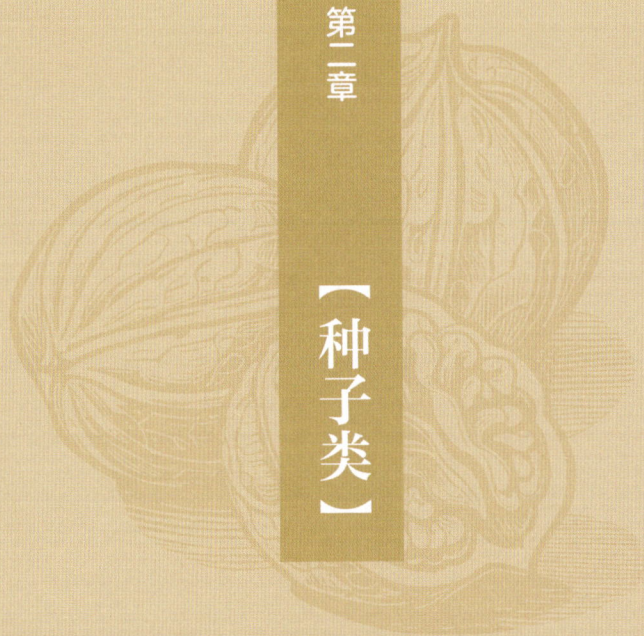

第二章

【种子类】

○ 酸枣仁

○ 苦杏仁

○ 桃仁

○ 核桃仁

○ 决明子

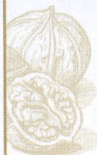

清肝明目——决明子

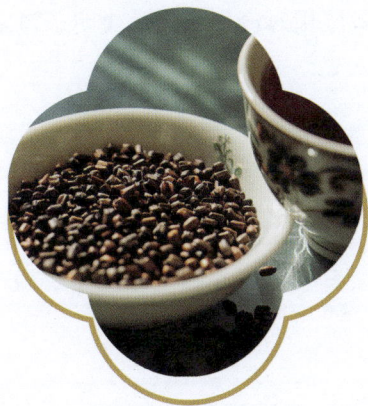

认识中药决明子

决明子味苦、甘、咸，性微寒，入肝、肾、大肠经，是豆科植物钝叶决明或决明（小决明）的干燥成熟种子，以其有明目之功而名之。在秋季采收成熟果实，晒干，打下种子，除去杂质，即是药食两用的决明子。

【功效主治】 决明子具有清热明目，润肠通便的功效。用于目赤涩痛，羞明多泪，大便秘结。

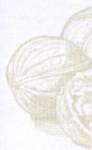

决明子食用前建议炒至微黄，这更有利于有效成分的溶出，且能防止患者服用时产生腹泻。决明子可用开水冲服，或煮粥食用。

・推荐美食・

双决明粥

粥也称糜，是一种把稻米、粳米或玉米等粮食煮成稠糊的食物。依照罗天益在《卫生宝鉴》一书中记载：粳米、粟米做成的粥，气味淡薄，阳中带阴，所以清淡舒畅，能利小便。吃粥既可节省时间，又可享受美味。

【食材】生决明、炒决明各25克，菊花、枸杞子各15克，粳米100克，冰糖适量。

【做法】1. 生决明、炒决明和菊花放入锅内，加2000毫升水煎煮，取汁去渣，备用。

2. 将粳米淘洗干净，与枸杞子、药汁同煮成粥，粥煮开时加入冰糖调味。

【功效】护眼明目，清热润肠，平补肝肾，辅助降脂。

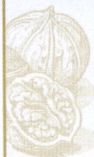

小贴士

❶ 此药膳用生决明、炒决明各半，可防止腹泻。

❷ 肝火大、眼睛经常涩痛、怕光多泪、视物不清或头晕目眩者，可每天早上服用此药膳当作早餐。

· 推荐茶饮 ·

决明子茶

据《广群芳谱》云："决明子做茶食，治目中疾病，助肝益精。"决明子茶的制作方法颇为简单，取决明子500～1000克，拣去杂质，用文火炒至嫩黄色即可。泡茶时取炒决明20克，用白开水冲泡20分钟，可见水由淡黄色逐渐加深，饮之香味四溢。喝剩1/3再加水，颜色逐渐变深，决明子茶伴有咖啡味，可多次冲泡，直到颜色变淡。

杞菊决明茶

【原料】枸杞子10克，菊花6克，决明子20克。

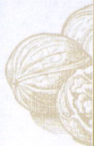

【做法】将枸杞子、菊花和决明子同时放入有杯盖的大杯子中，用开水冲泡，盖上杯盖，焖15分钟后便可饮用。

【功效】清肝泻火，养阴明目，降压降脂。

小贴士

❶ 当茶频饮，一般可冲服3～5次。

❷ 决明子在泡水喝的过程中会使胃部受到刺激，故平时脾胃功能差，脾胃虚寒，易腹泻的人群，尽量不要服用决明子。

决明子绿茶饮

【原料】决明子、绿茶各5克。

【做法】1. 将决明子用小火炒至香气溢出时取出，候凉。

2. 将炒好的决明子、绿茶同放杯中，冲入沸水，浸泡3～5分钟后即可饮服。

【功效主治】此茶清凉润喉，口感适宜，具有润肠通便，清肝明目，降脂降压的功效，用于视物模糊，大便秘结。

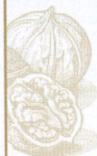

干果中的扛把子
——核桃仁

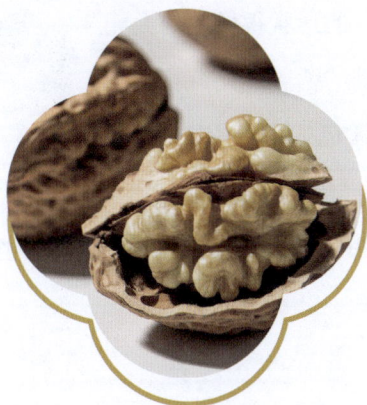

核桃仁古称胡桃，又称羌桃，《花镜》中又称"万岁子"，与腰果、榛子、扁桃合称为四大坚果。作为四大坚果之首，核桃美味营养，在美食中使用频率很高。

认识中药核桃仁

中药材中的核桃仁味甘，性温，归肺、肾、大肠经，为胡桃科植物胡桃的干燥成熟种子。秋季果实成熟时采收，除去肉质果皮，晒干，再除去核壳和木质隔片，即得。

民间自古就把核桃称为"长寿果"，认为核桃仁的形状很像人的大脑，常食有益于脑的营养补充，有健脑益智的作用。研究发现核桃中的卵磷脂对脑神经有良好的保健作用。除了核桃仁，核桃中的分心木和青龙衣也是很好的药材。

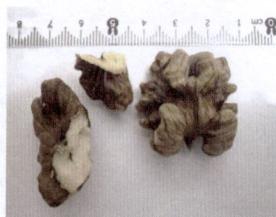

【功效主治】 核桃仁具有补肾，温肺，润肠的功效。用于肾阳不足，腰膝酸软，阳痿遗精，虚寒喘嗽，肠燥便秘。

核桃仁美食

核桃仁是食疗的佳品，无论是药用，还是单独生吃、水煮、作糖蘸、烧菜等，都有补肾、温肺、润肠等功效。

● 推荐美食 ●

核桃仁冰糖蒸梨

【食材】雪梨1个，生核桃仁适量，冰糖2颗。

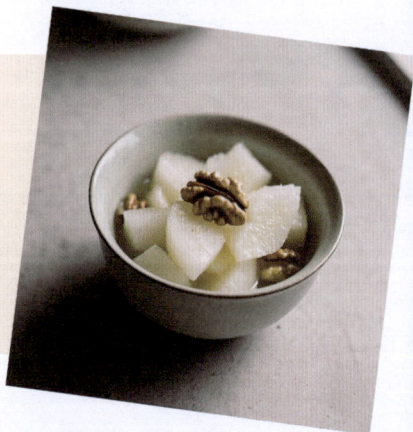

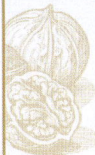

【做法】1. 将雪梨清洗干净，去皮，切成片或者块，放入碗中。

2. 碗中加入冰糖和核桃仁，上锅蒸熟即可。

【功效】滋阴润肺，健脑明目，清热生津。

【注意事项】核桃仁的功效都集中在褐色的外衣上，不可丢弃。

红枣核桃糕

【食材】红枣200克，核桃160克，麦芽糖150克，红薯淀粉20克，黄油25克。

【做法】1. 将核桃放入锅中炒香炒熟，备用。红薯淀粉加30毫升水搅匀备用。

2. 红枣去核后，加300毫升水放入料理机打成泥状，倒入不粘锅中。

3. 加入麦芽糖，不断翻炒至融化，再倒入红薯淀粉水，继续翻炒至均匀。

4. 加入黄油，炒至不会粘锅的团状。

5. 将炒好的核桃倒入锅中，拌匀后出锅。

6. 将混合物装入铺有油纸的容器中，压平放凉后切开即可食用。

【功效】补气养血、健脑益智。

核桃仁粥

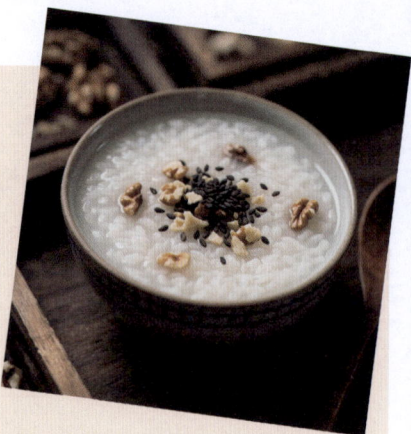

【食材】粳米250克，核桃仁100克，白砂糖200克，芝麻适量。

【做法】1. 将核桃仁洗净，掰成两半，备用。

2. 粳米淘洗干净。

3. 取锅放入清水、粳米。

4. 煮至半熟时加入核桃仁，续煮至粥成。

5. 粥成加入白砂糖调味，撒一层芝麻即可食用。

【功效主治】具有补肾，健脑，润肺。用于失眠，健忘，肾虚腰痛。

· 经典方剂 ·

青娥丸

青娥丸为古今补肾良方，首载于宋代的《太平惠民和剂局方》。青娥，原指古时女子用青黛画眉，后来泛指青年女子。传说乃唐代广州太尉张寿明在南番时获得本方，服后可使白须发转为乌黑，因此便有"夺得青光来在手、青娥休笑白髭髯"

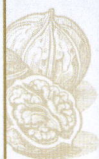

之诗句，用来赞美此方的神妙。由于本方有温补肝肾之功，服后可使肝肾充足，腰痛若失，须发乌黑，筋骨强壮，从而体健年轻，可与青年女子相媲美，故名青娥丸。

【主要成分】盐杜仲，盐补骨脂，核桃仁（炒），大蒜。

【功能】补肾强腰。

【主治】肾虚腰痛，起坐不利，膝软乏力。

小贴士

　　虽然核桃仁十分好吃，但不可多食，吃太多会有一些不良反应。

❶ 易上火：核桃仁热量高，火气大，吃多了会出现上火、恶心等症状，尤其是正在上火与腹泻的人更是不宜食用。

❷ 易发胖：核桃油脂多，每天少量食用有利于降低胆固醇，但如果食用过量会使体内油脂过多，不能被完全利用，反而被人体视为胆固醇而储存起来，导致发胖。

❸ 消化不良：核桃仁油脂含量高，吃多了会非常油腻，导致肠胃无法吸收，从而引起消化不良等症状。

桃之夭夭，灼灼其华
——桃仁

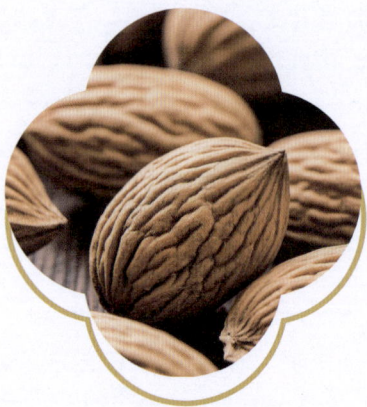

认识中药桃仁

桃仁味苦、甘，性平，归于心、肝、大肠经，为蔷薇科植物桃或山桃的干燥成熟种子。在果实成熟后采收，除去果肉和核壳，取出种子，晒干。

【功效主治】桃仁具有活血祛瘀，润肠通便，止咳平喘的功效。用于经闭痛经，癥瘕痞块，肺痈肠痈，跌扑损伤，肠燥便秘，咳嗽气喘。

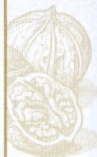

美食

新鲜的桃仁可以直接生吃，但不能过量；经炒制后味道更佳，但要注意火候，避免炒焦。桃仁可与其他食材一起煮成粥；可以磨成粉，与其他食材混合食用；可以制作成各种甜品、饮品，如桃仁露、桃仁膏等；可以搭配肉类一起烹饪，如桃仁鸡丁、桃仁排骨等；也可以制作成各类美味零食小吃，如盐焗桃仁、蜂蜜桃仁。

·推荐美食·

山楂桃仁露

【食材】山楂500克，桃仁50克，蜂蜜110克。

【做法】1. 将山楂洗净，除去核和蒂（不用担心山楂的完整度），再将桃仁和处理后的山楂分别浸泡一会儿。

2. 泡好后，将桃仁与山楂混合用大火煮开，再转小火煮15分钟，然后过滤出来，待熬好的山楂桃仁露放至温热后，倒入蜂蜜搅拌均匀，放冰箱冷藏后即可享用，不喜冷饮的也可以在温热时饮用。

桃仁瓦片酥饼

【食材】蛋清1个，桃仁60克，白砂糖20克，低筋面粉15克。

【做法】1. 白砂糖和蛋清搅拌均匀后，筛入低筋面粉搅拌均匀，再加入桃仁轻轻搅拌。

2. 搅拌好的材料盖上保鲜膜，放入冰箱冷藏1小时以上。冷藏后的桃仁面糊再倒在油纸上，抹平，面糊最好薄一点儿，这样烤出来更脆。

3. 烤箱预热150℃，烤制15分钟，烤后晾凉即可食用，口感非常酥脆。

小贴士

买桃仁一定要买处理过的桃仁，经过处理的桃仁已经没有了毒性。

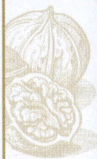

世间万物皆有味，唯有
杏仁最相宜——苦杏仁

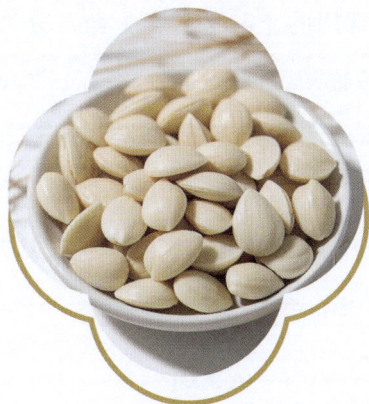

　　我国是杏的故乡，据《神仙传》记载：三国时期，吴国人董奉隐居庐山，每日为人治病，不收钱物，凡来乞医而治愈者，重者令植杏树五株，轻者植一株，数年计十万余株，郁然成林，故自号"董仙杏林"。董奉将卖杏所得，除换食谷之外，其余部分用来接济贫苦百姓。从此以后，人们便以"杏林春暖""誉满杏林"来称颂医家，"杏林"便成了中医的代名词。

认识中药苦杏仁

杏仁是一种常用的止咳平喘类中药，分为两大类，一类是食用杏仁，俗称甜杏仁，别名南杏仁；另一类是药用杏仁，《中国药典》正名为苦杏仁，别名北杏仁，为蔷薇科植物山杏、西伯利亚杏、东北杏或杏的干燥成熟种子。苦杏仁虽有毒，但因"苦"有苦降之功，降肺气之力更强，为治咳喘之要药。

鉴　别

	苦杏仁	甜杏仁
性味、归经	苦杏仁味苦、性微温，有小毒，归肺、大肠经	甜杏仁味甘、性平，无毒，入肺、大肠二经
功效	降气止咳平喘，润肠通便	润肺，平喘
主治	咳嗽气喘，胸满痰多，肠燥便秘	虚劳咳喘，肠燥便秘

小贴士

甜杏仁除了生吃、炒后食用，主要用来做糕点和熬杏仁茶。苦杏仁一般不能直接生吃，因为苦杏仁含有苦杏仁甙，食用后产生剧毒物质氢氰酸，引发人体中毒，幼童只要食用

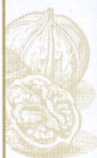

5~10粒生苦杏仁，就会引起死亡。野生的苦杏仁含杏仁甙更多，尤其要注意。

预防苦杏仁中毒，最重要的是避免直接食用未经处理的苦杏仁。在杏的成熟季节里，一定要煮熟或炒熟苦杏仁后再食用，需控制用量，否则也可能发生中毒。

• 推荐美食 •

杏仁猪肺汤

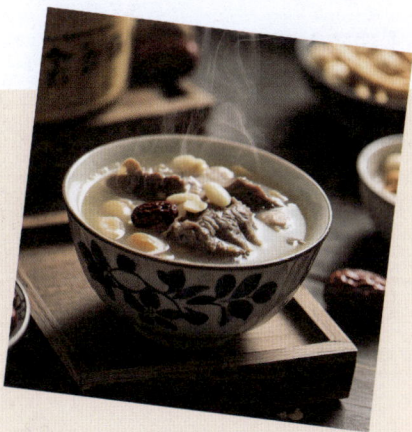

【食材】猪肺90克，甜杏仁15克，玉竹30克，红枣15克。

【做法】1. 猪肺切块，用手搓洗，去除猪肺气管中的泡沫。

2. 甜杏仁、玉竹、红枣洗净，一同放入瓦锅内，加清水适量，武火煮沸后，文火煲2小时，调味即可。

【功效】止咳化痰。

杏仁膏

【食材】苦杏仁100克，紫苏子100克，阿胶100克，白蜜500克，生姜汁70毫升。

【做法】1. 苦杏仁炒至微黄，研细如泥。

2. 阿胶捣碎，炒黄为末。

3. 紫苏子微炒，研细如泥。

4. 将以上各药搅拌和匀，放入砂锅内，以小火煎熬成膏即成。

【功效】润燥止咳，滋阴益肺，美容养颜。

杏仁茶

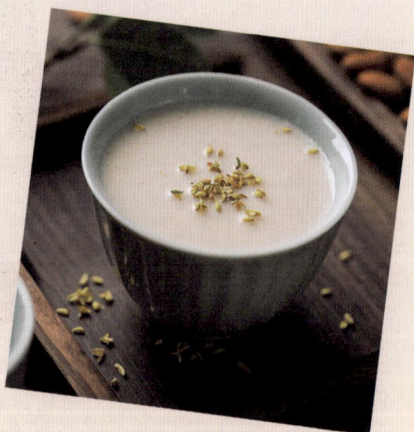

【食材】甜杏仁200克，糯米100克，凉水250毫升。

【做法】1. 糯米洗净后放入凉水内浸泡2小时。甜杏仁洗净，温水浸泡15分钟，取出搓掉黄皮，再洗净，与糯米一同放入250毫升的凉水中，磨成稀糊状。

2. 凉水入锅，用旺火烧沸，将稀糊倒入锅中，煮沸5分钟即成杏仁茶。

【食用方法】将杏仁茶盛入碗中，根据个人口味加入适量干果、白砂糖或桂花。

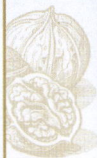

东方睡果——酸枣仁

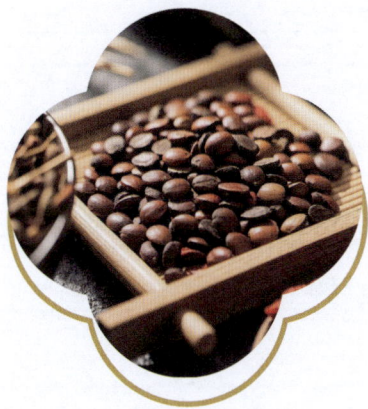

认识中药酸枣仁

酸枣仁具有独特的安神助眠作用，加之取自天然野生，所以被誉为东方睡果。

酸枣仁味甘、酸，性平，归肝、胆、心经，为鼠李科植物酸枣的干燥成熟种子，秋末冬初采收成熟果实，除去果肉和核壳，收集种子，晒干。

【功效主治】 酸枣仁具有养心补肝，宁心安神，敛汗，生津的功效。用于虚烦不眠，惊悸多梦，体虚多汗，津伤口渴。

美食品鉴

酸枣仁炒后可直接食用，也可打粉，研末冲服，或煮粥、煲汤，或可制成糕点小吃，美味又助眠。

· 推荐美食 ·

酸枣仁粥

【食材】酸枣仁30克，粳米100克。

【做法】酸枣仁捣碎浓煎取汁，粳米加水文火煮粥，粥半熟时加入酸枣仁汁，煮熟即可食用。

【功效】养心安神，止汗。

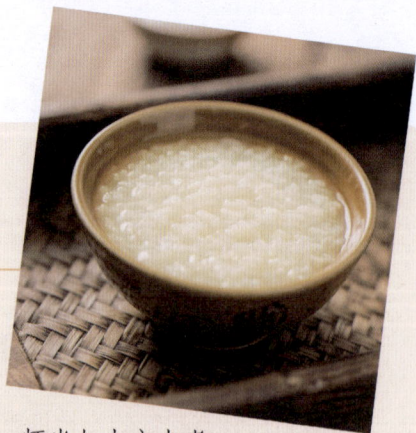

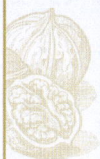

龙眼枣仁饮

【**原料**】龙眼肉10克，炒枣仁10克，芡实12克。

【**做法**】三物合煮，不拘时饮之。

【**功效主治**】养血安神，益肾固精。凡因心阴血虚，虚火内扰，不能下济肾阴，以致出现心悸、怔忡、失眠、健忘、神倦、遗精等症者，可常饮之。

　　龙眼养血，枣仁安神，芡实固精。三物相合煮汁，其味酸甘适口，且又可疗心肾不交诸证。此饮为心阴血亏而肾精不固患者所宜之补品。

助眠食物小合集

· 温牛奶 ·

　　牛奶含有色氨酸和钙，色氨酸能够镇静、平复心情，钙有利于大脑充分利用色氨酸。睡前喝杯温牛奶有助于睡眠。

· 大枣 ·

　　大枣味甘，含糖类、蛋白质、维生素C、钙、磷、铁等，有补脾、安神的功效。每晚用大枣30~60克，加水适量煮食，有助于入眠。

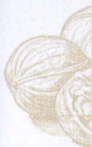

· 核桃 ·

睡前将核桃配以黑芝麻捣成糊状，温水拌匀服用，能够提高睡眠质量。

· 莲子 ·

莲子清甜可口，可补心益脾、养血安神。用莲子煮水，在睡前饮用，可以帮助入睡。

当失眠状况严重时，一定要及时就医！

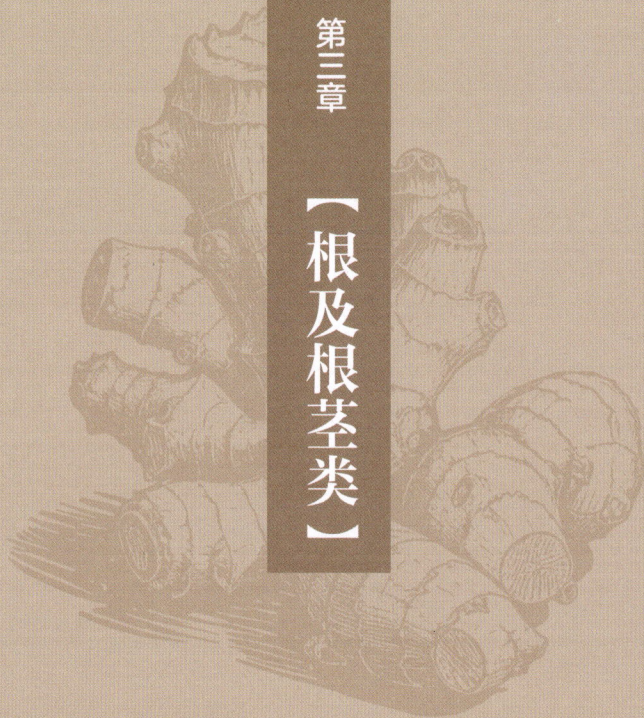

第三章

【根及根茎类】

一杯山药进琼糜

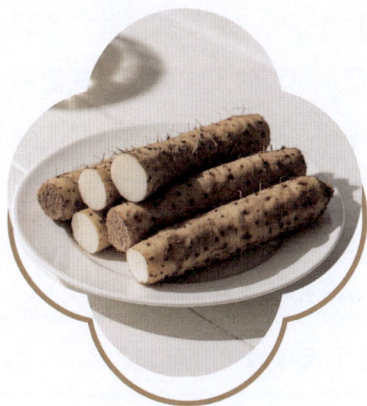

——山药

久缘多病疏云液，

近为长斋煮玉延。

——【南宋】陆游

玉延是古代秦楚对山药的叫法。从陆游的诗中可见，体弱多病的人吃山药能增强体质，有利于健康。

认识中药山药

山药味甘、性平，归脾、肺、肾经。亦药亦蔬，乃药食兼用之上品。为薯蓣科植物薯蓣的干燥根茎，冬季茎叶

枯萎后采挖，切去根头，洗净，除去外皮和须根，干燥，习称"毛山药"。除去外皮，趁鲜切厚片，干燥，称为"山药片"。还有选择肥大顺直的干燥山药，置清水中，浸至无干心，闷透，切齐两端，用木板搓成圆柱状，晒干，打光，习称"光山药"。

山药原名薯蓣，据《本草纲目》记载：因避唐代宗名"豫"，改薯蓣为薯药。宋朝，宋英宗名"曙"，故又改薯药为山药，于是有了现在的"山药"之名。

【功效主治】　山药具有补脾养胃，生津益肺，补肾涩精的功效。用于脾虚食少，久泻不止，肺虚喘咳，肾虚遗精，带下，尿频，虚热消渴。麸炒山药补脾健胃，用于脾虚食少，泄泻便溏，白带过多。

现代医学研究，山药含有淀粉酶、蛋白、脂肪、糖类、胆碱、多种维生素和矿物质，它能预防胶原病的发生，保持消化道、呼吸道的润滑。

山药主产于河南等地，是河南著名的道地药材，与牛膝、菊花、地黄并称为"四大怀药"。而市场上销售的山药通常是菜山药。菜山药多种植于山东、山西和陕西等地区。虽同为山药，但这两种山药在外形上有很大区别。药用山药

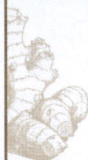

直径较小，而菜山药则非常粗壮，直径能达到4~5厘米，且形状不规则。一般认为，药用山药的药用价值和营养价值要远高于单纯的食用山药。

美食品鉴

山药是一种营养丰富且口感细腻的食材，它可以单独作为主食，也可以与其他食材搭配，制作出多种美味的菜肴。

· 推荐美食 ·

山药莲子粥

山药粥疗法在我国有着悠久的历史，用山药煮粥，可以延年益寿，在民间称为"神仙粥"。

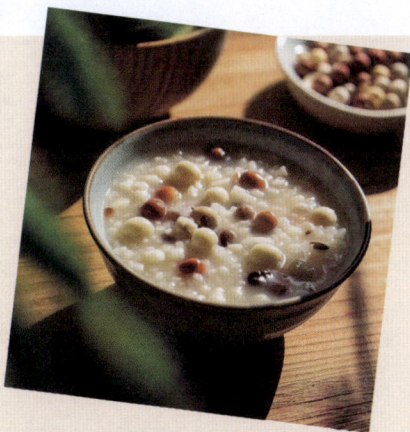

【食材】鲜山药100克，莲子、芡实、薏苡仁各15克，大米100克，红糖适量。

【做法】1. 鲜山药切片，大米淘洗干净。

2. 所有食材加适量水，文火煮成粥即可食用，以熟烂为宜，食用时可加适量红糖。

【功效】健脾益气，化湿止泻。

该做法适宜中老年人食用，用于消化不良性腹泻、便溏、全身无力、心悸气短等。

小贴士

用山药粉煮粥时，应注意用冷水入锅，在加热过程中要不停地搅拌，以免结块。

冰糖红豆山药泥

【食材】 山药100克，红豆100克，淀粉、冰糖各适量。

【做法】 1. 红豆上锅蒸熟压成泥备用。山药洗净，带皮放入锅里蒸熟，去皮后压成泥备用。

2. 锅加水烧热，放入冰糖，化开后加红豆泥搅匀，用淀粉勾薄芡出锅。

3. 山药泥整理成圆形，将勾好芡的红豆泥淋上去即可食用。

【功效】 补虚益气，健脾养胃。

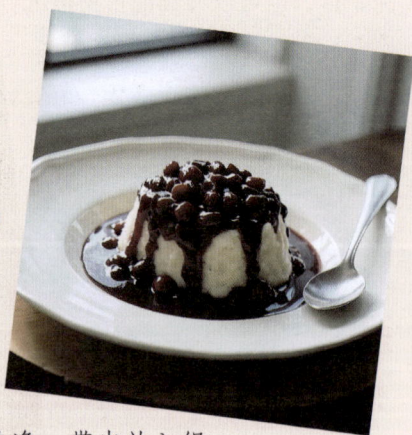

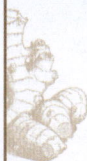

妇科圣药——当归

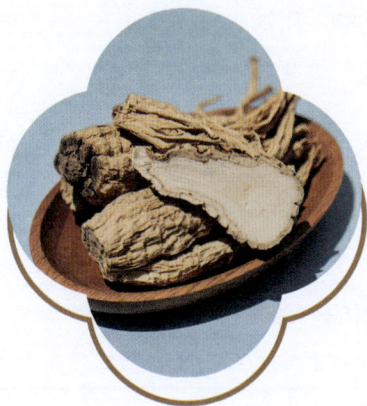

　　当归，是一味享誉中外的妇科要药，最早载于《神农本草经》，在临床上的使用率非常高，有"十方九归"之美称。关于当归之名，李时珍在《本草纲目》中称："古人娶妻为嗣续也，当归调血为女人要药，有思夫之意，故有当归之名。"

认识中药当归

　　当归味甘、辛，性温，归肝、心、脾经。为伞形科植物

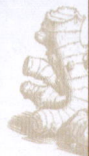

当归的干燥根。秋末采挖，除去须根及泥沙，待水分稍蒸发后，捆成小把，上棚，用烟火慢慢熏干。

【功效主治】当归具有活血补血、调经止痛、润肠通便的功效。用于女性月经不调，经闭痛经，血虚萎黄，眩晕心悸，风湿痹痛，痈疽疮疡，跌扑损伤和血虚引起的肠燥便秘。

美食品鉴

当归常用于煲汤，还可以泡茶，或与黄酒一起炖服以增强养血效果。另外，民间有当归煮蛋的食疗之法。

· 推荐美食 ·

当归生姜羊肉汤

当归生姜羊肉汤出自《金匮要略》。

【食材】羊肉250克，当归30克，生姜15克。

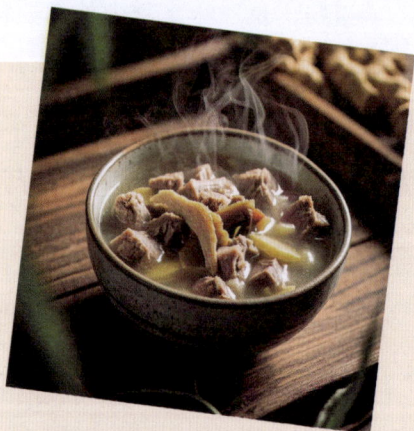

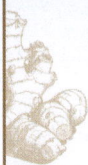

【做法】1. 将当归、生姜用清水洗净后顺切大片，羊肉（去骨）剔去筋膜，放入沸水锅内焯去血水，捞出凉凉，切成5cm×2cm×1cm的条状备用。

2. 砂锅中倒入适量清水，将切成条状的羊肉放入锅内，再放入当归和生姜，用武火烧沸后，撇去浮沫，再改用文火炖1.5小时至羊肉熟烂即成。

【功效】温中补虚，祛寒止痛。

归参炖母鸡

【食材】母鸡（乌骨鸡尤佳）1只，当归、党参各15克，红枣10颗，枸杞子、莲子各5克，黄酒15毫升，生姜适量。

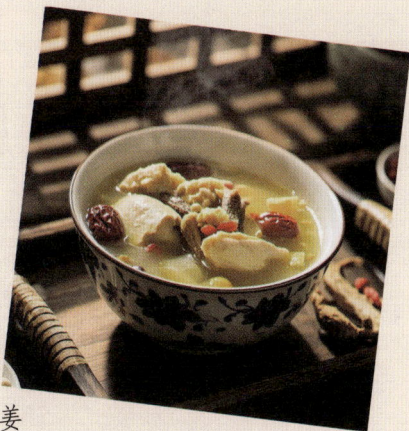

【做法】1. 将母鸡洗净，放入水中沸滚5分钟，再将水倒掉，母鸡冲洗干净，去除血水浮沫。

2. 将当归、党参、枸杞子、莲子、红枣洗净，备用。

3. 切适量生姜，同所有食材一起入锅，加入足量清

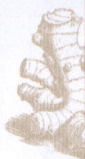

水，武火煮沸后转文火煲2小时。

4. 出锅前放入盐调味即成。

【功效主治】补中益气养血，健脾温中。用于血虚发热，面色
不华，心悸头晕。

小贴士

党参不可与中药黎芦同用。

当归肉桂酒

【食材】当归30克，肉桂6
克，甜酒500克。

【做法】将当归、肉桂浸入
甜酒内6~7日后即
可服用。每服50~100毫升，每日
1~3次。

【功效主治】温经活血。用于血虚寒凝所致的月经错后。

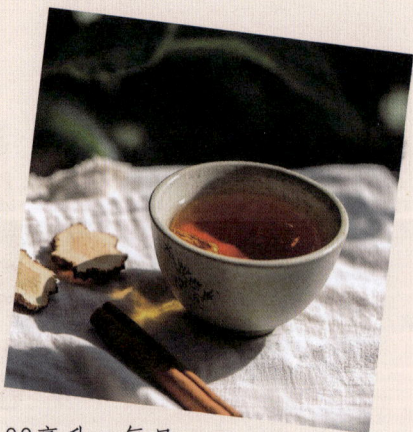

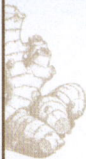

当归鸡蛋红糖水

【食材】红枣5颗、鸡蛋1个、当归15克、红糖30克。

【做法】1. 当归用水泡10分钟，洗净，切成薄片。

2. 把切好的当归片放入锅中，加入适量清水，大火煮开后转中小火煮15分钟。

3. 鸡蛋洗净放入锅中，加水没过鸡蛋，中火煮开至蛋熟。

4. 将鸡蛋取出，用冷水浸泡一会儿，剥去蛋壳，并用叉子在蛋白的表面扎几下。

5. 把剥好的鸡蛋放入当归水中，调大火，煮开后转中小火继续煮10分钟。

6. 加入红糖、红枣，煮至红糖溶化即成。

【功效】补血活血，调经止痛。

小贴士

❶ 一周喝1~2次，对面色发黄，月经不调，月经稀少的女性有一定的辅助作用。

❷ 煮熟的鸡蛋要用叉子在蛋白表面扎几下后再和当归一起煮，以便于鸡蛋更好入味。

注意事项：当归虽好，但偏于温补，要根据自身状况酌情食用。

补阴要药——麦冬

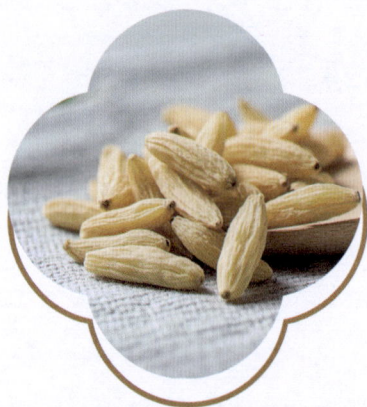

认识中药麦冬

麦冬味甘、微苦，性微寒，归心、肺、胃经。为百合科植物麦冬的干燥块根。夏季采挖，洗净，反复暴晒、堆置，至七八成干，除去须根，干燥。

【功效主治】麦冬具有养阴生津，润肺清心的功效。用于肺燥干咳，阴虚痨嗽，喉痹咽痛，津伤口渴，内热消渴，心烦失眠，肠燥便秘。

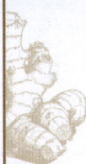

美食品鉴

《神农本草经》将麦冬列为养阴润肺的上品，言其"久服轻身，不老不饥"。可代茶饮，可炖汤、熬粥。

·经典方剂·

生脉饮

【**组成**】麦冬6克，人参片3克，五味子6克。

【**制法**】将麦冬和五味子放入锅中，加水大火烧开，转文火煮15分钟，再把人参片放入玻璃壶中，将煮好的水倒入后服用。

【**方解**】生脉饮首载于金元四大家之张元素的《医学启源》，方中人参片大补元气，麦冬养阴生津，佐以五味子敛肺止汗。三药合用，一补、一润、一敛，共奏益气养阴之功，使气充脉复，故称"生脉"。适合体质虚弱的人服用，特别是老年人或容易出汗的体弱者。

【**功效**】益气复脉，养阴生津。

叶间鹅翅黄——百合

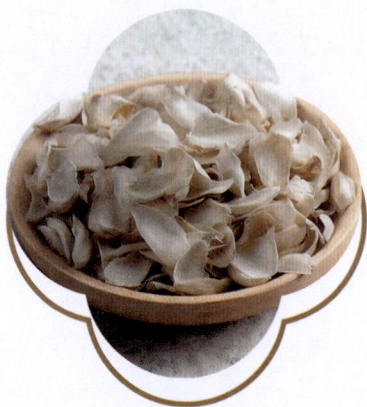

接叶有多种，开花无异色。

含露或低垂，从风时偃抑。

甘菊愧仙方，丛兰谢芳馥。

——【南北朝】萧察《咏百合诗》

开花无异色，含露或低垂，这是赞美百合清丽的名句。百合之花，是满室的馥郁花香，或是独立优雅的姿态，亦是百年好合的美好祝愿。在古代，百合花具有纯洁、清香的寓意，百合花香气浓郁，与水仙花、梅花、桂花、菊花、栀子花和茉莉花绘在一起的图案称为七香图。从南北朝到现代，

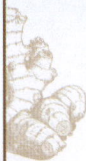

我国的文人墨客以百合为题材，留下了众多的诗词歌赋，也留下了和百合有关的美味佳肴。

百合是多年生球根草本植物，集药用、食用及观赏价值于一身。其主要食用的部位是地下由数十片鳞叶抱合而成的鳞茎，鳞叶肉质肥厚，颜色白嫩。

认识中药百合

百合味甘，性微寒，归心、肺经。为百合科植物卷丹、百合或细叶百合的干燥肉质鳞叶，秋季采挖，洗净，剥取鳞叶，置沸水中略烫，干燥。

【功效主治】 百合具有养阴润肺、清心安神的功效。用于阴虚燥咳，劳嗽咳血，虚烦惊悸，失眠多梦，精神恍惚。

研究表明，百合具有抗炎、抗氧化、抗疲劳、降血糖、助眠等多种药理作用，可制成多种菜肴、果茶和汤等营养食品。

美食品鉴

百合是一种营养丰富、口感清爽的食材，它的吃法多种多样，可以搭配不同的食材制作出多种美味佳肴，可炒、可蒸、可煮，还可做成汤羹、果茶。

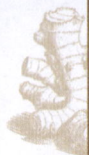

莲子百合银耳羹

【食材】百合、莲子各20
　　　　克，银耳3朵，枸
　　　　杞子10克，冰糖
　　　　100克，红枣适量。

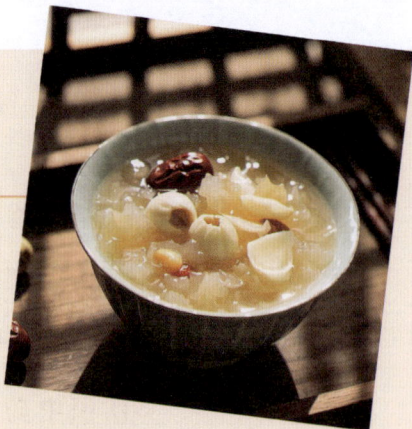

【做法】1. 银耳提前用温水泡2小时，摘掉黄色根部，撕成小
　　　　　 朵后洗净。莲子温水泡半小时后，去芯，备用。

　　　　2. 把银耳、莲子放入砂锅内，隔水大火煮沸，再转
　　　　　 中小火煮2小时。

　　　　3. 百合用温水泡10分钟，再放入砂锅内煮20分钟。

　　　　4. 最后加入冰糖、枸杞子和红枣，煮15分钟即成。

【功效】养阴润肺，清心除烦，补脾益肾。

西芹炒百合

【食材】西芹2根、鲜百合
　　　　适量（或百合干提
　　　　前泡发），红椒、

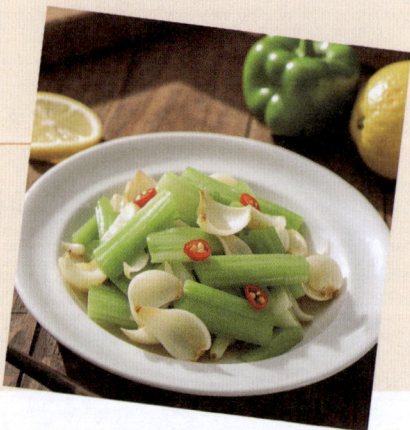

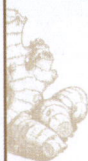

葱、蒜、花椒、生抽、盐适量。

【做法】1. 西芹洗净，切成块。鲜百合瓣开，洗净。红椒切段，备用。

2. 锅中放入葱、蒜、花椒炒香，再放入西芹、红椒。

3. 翻炒几下加入半勺开水，再将百合放入翻炒几下。

4. 加入生抽、盐等调料，拌匀。

5. 关火盛盘。

【功效】美容养颜，促进消化，减肥瘦身，养阴润肺。

雪梨百合饮

【食材】雪梨1个，鲜百合20克，冰糖适量。

【做法】1. 雪梨洗净、切块，百合洗净。

2. 将雪梨块和百合放入锅中，倒入清水，先用大火煮开，后改小火煮20分钟，加入适量冰糖即可食用。

【功效主治】具有滋润心肺，止咳安神的功效；用于心肺阴虚所致的干咳、痰少、心烦不眠。

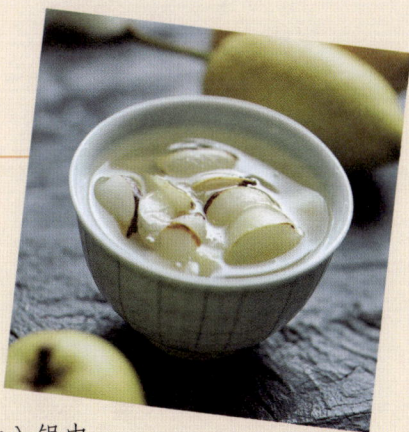

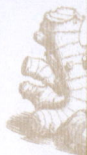

芦苇地下藏宝贝——芦根

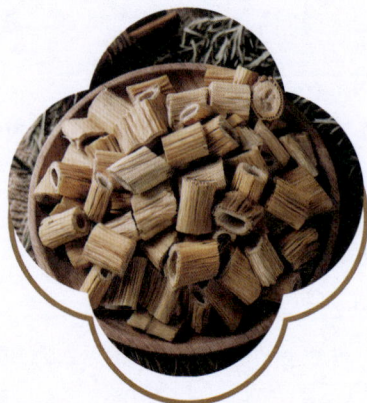

　　春饮芦根水，夏用绿豆汤，百病不生更硬朗。每当看到成片的芦苇轻舞飞扬，总感到一丝亲切的召唤，想起孩童时代在芦苇丛中捉迷藏、摸鱼抓虾，用芦管做芦笛等趣事。长大后才知道，芦苇地下还藏着宝贝。

　　芦根是芦苇的地下茎，春夏季节，芦苇茂盛，芦根粗壮，色白而嫩，味甘多津，为药食两用的清热泻火药，芦根在我国南北各地均有分布。

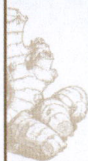

认识中药芦根

芦根味甘，性寒。归肺、胃经。为禾本科植物芦苇的新鲜或干燥根茎。全年均可采挖，除去芽、须根及膜状叶，鲜用或晒干。

【功效主治】

芦根具有清热泻火，生津止渴，除烦，止呕，利尿的功效。用于热病烦渴，肺热咳嗽，肺痈吐脓，胃热呕哕，热淋涩痛。

该品上可祛痰排脓、清热透疹，中可清胃热、生津止渴，下可利小便，导热下行。现代药理学研究发现，该品含丰富的维生素B_1、维生素B_2、维生素C及5%的蛋白质、1%的脂肪、51%的碳水化合物和0.1%的天冬酰胺，又含有氨基酸、脂肪酸、甾醇等，具有降压、解热、消炎、镇痛、提高免疫力、抗氧化等作用。

美食品鉴

秋季新挖出的鲜芦根味甘多津，可以和薄荷、荸荠、雪梨、莲子、薏米等多种食材熬水作饮品，有清凉甘润，养阴生津的效果。

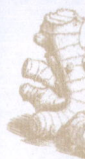

芦根绿豆汤

【食材】芦根、绿豆各15克，冰糖适量。

【做法】将芦根、绿豆洗净后放入锅中，添一碗水煮开，加入冰糖适量，待冰糖化开后即可。

【功效】润肺生津，降火解热。

芦根麦冬饮

【原料】鲜芦根30克（干品15克），麦冬15克。

【做法】取鲜芦根和麦冬放入碗中，冲入沸水，加盖焖10分钟即可饮用。其后可加开水代茶饮。

【功效】生津清热，养阴润燥。

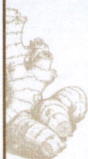

芦根荸荠雪梨饮

【原料】鲜芦根、鲜麦冬各60克，鲜藕（去节）、荸荠（去皮）各90克，雪梨10个。

【做法】所有食材洗净，切块，绞汁，温饮或冷饮均可。

【功效】清热，生津，解暑。

芦根饮

【原料】鲜芦根、青竹茹各60克，生姜、粳米各90克。

【做法】水煎浓汁，代茶饮，一日1剂。

【功效主治】清胃止呕。用于胃热呕吐，心烦恶心。

小贴士

　　饮品好喝，但芦根性凉，胃肠道不好、怕冷、腹泻的人群不适合。

清热利尿——白茅根

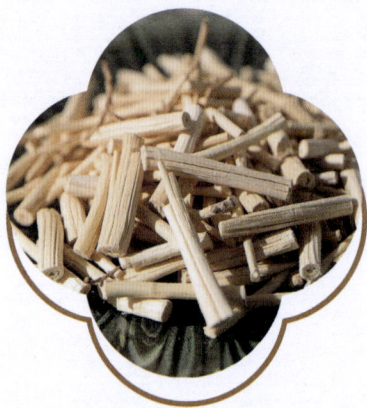

《诗经》中有这样一种植物，以其柔软、温顺和圣洁，象征了纯洁、美好和生命的力量。

它是柔软的："手如柔荑，肤如凝脂，领如蝤蛴，齿如瓠犀。"——《诗经·卫风·硕人》

它是温顺的："白华菅兮，白茅束兮。之子之远，俾我独兮。"——《诗经·小雅·白华》

它又是圣洁的："野有死麕，白茅包之。……白茅纯束，有女如玉。"——《诗经·召南·野有死麕》

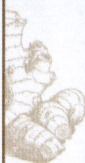

正是这样普通的白茅，以其别样的柔美，与《诗经》中女子的形象相互呼应，展示了生命的美好和爱情的热烈。

白茅其花、针、根茎皆可入药。

白茅花，别名营花、茅针花、茅盔花（地方名），味甘，性凉，入脾、肺经，有止血、定痛之功，用于吐血、衄血、刀伤等。白茅针，别名茅苗、茅笋、茅针、茅荑等，味甘，性凉，入脾、肺经，为禾本科植物白茅的初生未放花序，有凉血止血之功，用于衄血、尿血、大便下血等。

认识中药白茅根

白茅根味甘，性寒。归肺、胃、膀胱经。为禾本科植物白茅的干燥根茎，鲜用、生用或炒炭用。春、秋二季采挖，洗净，晒干，除去须根和膜质叶鞘，捆成小把。

【功效主治】白茅根具有凉血止血，清热利尿的功效。用于血热吐血，衄血，尿血，热病烦渴，湿热黄疸，水肿尿少，热淋涩痛。

鲜白茅根善于治疗阴虚内热、温热、温毒、郁热类疾病，具有滋阴、退虚热、利小便、消水肿、清热补虚、清解里热的作用。

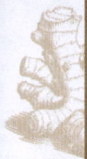

白茅根炒炭后味涩，寒性减弱，清热凉血作用轻微，止血作用增强，专用于出血病症，并偏于收敛止血，常用于出血较急者。

美食品鉴

新鲜的白茅根既可以生吃，又可以炖汤，或煎煮后代茶饮。由于白茅根性寒，故体质虚寒者忌用。

·经典方剂·

三根汤

【组成】白茅根、芦根、葛根各30克。

【功效主治】酸涩固肠，清化湿热。用于休息痢年久不愈者，小儿感受外邪所致初期发热，烦躁不安，口干喜饮，小便赤热灼痛等症。

不撤姜食，不多食——生姜

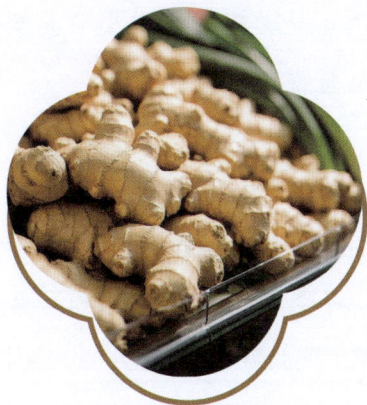

在我们的日常生活中生姜很常见，生姜可以演变成六种不同功效的中药，习称"姜六味"。以下是生姜和姜六味的具体组成。

认识中药生姜

·生姜·

生姜味辛，性微温，归肺、脾、胃经。为姜科植物姜的新鲜根茎。秋、冬二季采挖，除去须根和泥沙。

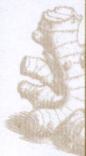

【功效主治】生姜具有解表散寒，温中止呕，化痰止咳，解鱼蟹毒的功效。用于风寒感冒，胃寒呕吐，寒痰咳嗽，鱼蟹中毒。

·干姜·

干姜味辛，性热，归脾、胃、肾、心、肺经。为姜科植物姜的干燥根茎，冬季采挖，除去须根和泥沙，晒干或低温干燥，趁鲜切片晒干或低温干燥者称为"干姜片"。

【功效主治】干姜具有温中散寒，回阳通脉，温肺化饮的功效。用于脘腹冷痛，呕吐泄泻，肢冷脉微，寒饮喘咳。

·炮姜·

炮姜性温，味辛，归脾、胃、肾经。为干姜的炮制加工品，以干姜砂烫至鼓起，表面呈棕褐色，或炒炭至外表色黑，内至棕褐色入药。

【功效主治】炮姜具有温经止血，温中止痛的功效。用于阳虚失血，吐血崩漏，脾胃虚寒，腹痛吐泻。

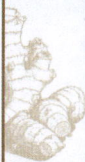

· 煨生姜 ·

煨生姜：鲜姜洗净，用草纸包裹，放在清水中浸湿，再放在火中煨，待草纸焦黑，姜熟为度，或直接放火中烤熟。性温，味辛。

【功效主治】 煨生姜具有和中止呕的功效。用于脾胃不和，恶心呕吐。

· 生姜皮 ·

生姜皮为生姜根茎切下的外表皮。性凉，味辛，归脾经。

【功效主治】 生姜皮具有和脾行水消肿的功效，用于水肿，小便不利。

· 生姜汁 ·

生姜汁：用生姜捣汁入药。功同生姜，但偏于化痰止呕，便于临床应急服用。如遇天南星、半夏中毒的喉舌麻木肿痛，或呕逆不止、难以下食者，可取汁冲服，易于入喉；也可配竹沥，冲服或鼻饲给药，治中风猝然昏厥者。

美食品鉴

说起生姜这味常用的调味料，大家肯定不陌生。当我们的身体沾染寒气时，一碗姜汤更是能驱除体内风寒，温暖身体。

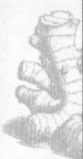

姜枣饮

姜枣饮是以生姜、大枣为主要食材制作的药膳。

【做法】1. 鲜生姜50克去皮后榨汁待用，大枣100克洗净去核
待用。

2. 锅内加适量的水烧沸后加大枣，放入适量姜汁、白
砂糖20克，搅匀，淀粉勾芡即可。

【功效】生姜、大枣和白砂糖一同食用具有温胃散寒、养血安
神的功效。

醋泡姜

【做法】1. 生姜切片。

2. 把切好的姜片放到一个无菌罐子里，倒入米醋或陈醋。

3. 醋倒满，没过生姜。

4. 取一小块保鲜膜，折叠后备用。

5. 把叠好的保鲜膜包裹在罐子口上。

6. 盖上瓶盖，密封结实。储存在冰箱里，一周后即可
食用。

【功效】养胃、减肥、防脱发，预防慢性病，提升人体阳气。

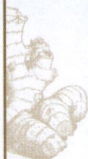

四月秀葽，五月鸣蜩
——远志

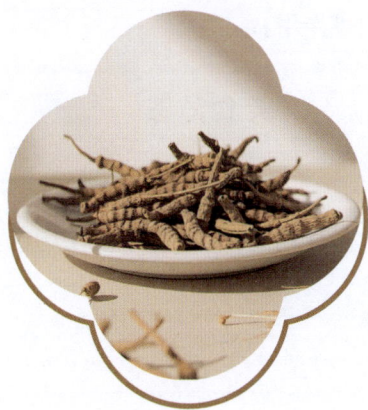

认识中药远志

远志味苦、辛，性温。归心、肾、肺经。是远志科植物远志或卵叶远志的干燥根。春、秋二季采挖，除去须根和泥沙，晒干或抽取木心晒干。

【功效主治】 远志具有安神益智，交通心肾，祛痰，消肿的功效。用于心肾不交引起的失眠多梦、健忘惊悸、神志恍惚，咳痰不爽，疮疡肿毒，乳房肿痛。

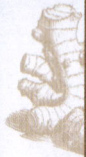

现代药理研究证明，远志具有祛痰、镇静和抗惊厥、杀菌、抗突变、抗癌等作用。

美食品鉴

远志可以通过多种方式食用，包括泡水、煎煮、泡酒、煮粥等，每种方法都有其独特的功效和适用场景。

·推荐美食·

远志枣仁粥

【食材】远志10克，炒枣仁10克，粳米50克。

【做法】按常规方法煮粥，煮沸后放入远志、炒枣仁。晚间临睡前做夜宵吃。

【功效主治】具有宁心安神，健脑益智的功效，用于惊悸健忘，不寐多痰。

远志末

【做法】以远志末，每次服3克，米汤调服，每日2次。

【主治】神经衰弱和健忘、心悸、失眠。

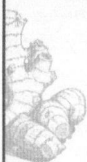

远志汤

【**食材**】远志、黄芪、当归、麦冬（去心）、酸枣仁、石斛各
4.5克，党参9克，茯神2克，甘草1.5克。

【**做法**】水煎服。

【**功效主治**】具有安神益智，祛痰解郁的功效。用于惊悸、健
忘、失眠、梦遗，咳嗽多痰，痈疽疮肿。

人参远志酒

【**食材**】人参16克，当归10克，远志6克，桂圆肉8克，酸枣仁4
克，白酒600毫升，冰糖20克。

【**做法**】1. 将前5味原料分别捣碎，放入纱布袋中，置于泡酒容
器内，倒入白酒，密封。

2. 浸泡14天后除去纱布袋，过滤，去除药渣，再加入
冰糖，和匀即成。

【**功效主治**】具有补气血、安心神的功效。人参与远志相配
伍，用于倦怠乏力、面色无华、食欲缺乏、惊悸
不安、失眠健忘、虚烦头晕等。

【**用法**】口服。每次服10~15毫升，日服2次。

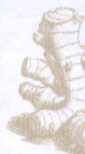

小贴士

　　"酒为百药之长"，用酒治病和用酒制药，历史十分悠久，用药酒治病或保健养生早已成为我国中医学的一种独特方法。药酒虽好，但有以下几点需要重视：

❶ 不随意喝：选方选药一定要针对自己的体质，应在咨询医师或药师意见的前提下对证选药、合理组方。

❷ 时间和用量要适宜：一般不宜早晨空腹和夜间饮用，多应在中餐或晚餐前1小时饮用；根据自身对酒的耐受力及药物的性能确定饮用量，不可豪饮。

　　此外，还需注意药物剂量和酒量的比例、浸泡时间等。

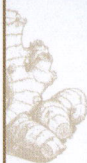

舌尖上的『千年人参』

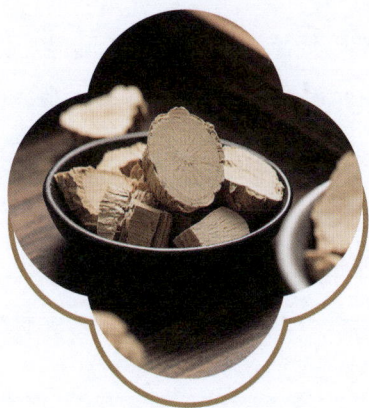

——葛根

葛根是中国南方一些省区常吃的蔬菜，味道甘凉可口，常作煲汤之用。

葛的茎皮纤维还可以供织布和造纸用，古代应用甚广，葛衣、葛巾均为平民服饰，葛纸、葛绳应用亦久，葛粉用于解酒。1972年，江苏吴县草鞋山发掘出三块制作于新石器时代、在今天看来依然技艺精湛的葛布残片。这三块葛布残片是我国从6000多年前就已经开始利用葛的可靠见证。

认识中药葛根

葛根味甘、辛，性凉。归脾、胃、肺经。为豆科植物野葛的干燥根。习称野葛。秋、冬二季采挖，趁鲜切成厚片或小块；干燥。现代医学研究成果证明，葛根全身都是宝，营养丰富，药用、食用价值很高，素有"亚洲人参""千年人参"之美誉。现代药理作用有解热、抗炎、抗感染、抗癌、降血压、降血糖、降血脂、保肝、保护心脏、改善骨质疏松、改善生殖功能等。

【功效主治】 葛根具有解肌退热，生津止渴，透疹，升阳止泻，通经活络，解酒毒的功效。用于外感发热、头痛，项背强痛，阴虚消渴，麻疹不透，脾虚泄泻，眩晕。

葛包括葛根和粉葛。在历代本草记载中，葛根和粉葛未区别记载，被统称为葛。

为了临床用药的准确性，2005年版《中华人民共和国药典》将葛按药材来源分为葛根和粉葛两个品种，其中葛根来源于野葛的干燥

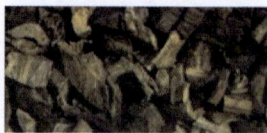

葛根

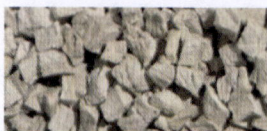

粉葛

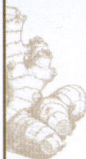

根，又称为"野葛"；粉葛来源于甘葛藤的干燥根，二者均为多年生藤本植物。

野葛以质疏松、切面纤维性强者为佳；粉葛以块大、质坚实、色白、粉性足、纤维少者为佳，多用于食品。我们所食用的葛根粉，一般是通过粉葛得到的。

葛根粉是从葛中提取出来的一种优质的植物淀粉，色泽洁白，无不良气味，富含淀粉、蛋白质、粗脂肪、纤维素、氨基酸，以及人体所需多种矿物质元素，对大脑、心、肝、肾、胃等有许多益处，被誉为长寿粉。

美食品鉴

葛根可蒸、可煮、可炖汤，或可研末冲服，代茶饮。

· 推荐美食 ·

葛根鸡骨汤

【食材】鸡骨150克，葛根250克，莲子30克，百合20克。

【做法】汤料准备好，再将所有食材放入高压电饭煲里，加入适量水，盖上锅盖，调至煲汤档位；煮约适当时间后，开盖，即成。

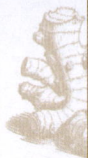

【功效】生津解渴。对于心烦意乱、神经衰弱、睡眠质量差的人，可以起到一定的镇静安神、促进睡眠的作用。

蒸葛根

【食材】葛根1根。

【做法】1. 葛根洗净。

2. 锅中加水，烧开。

3. 葛根切厚片，摆盘，上锅蒸熟即成。

【功效】解表退热、生津止渴、止泻、强身健体、润肤、抗衰老。非常适合高血压、高血脂、冠心病、糖尿病等人群食用。

银耳桂圆葛粉羹

【食材】泡发银耳适量，桂圆7颗，葡萄干适量，枸杞适量，葛根粉2小勺。

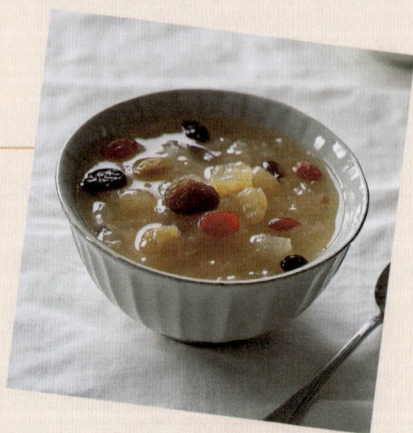

【做法】1. 取焖烧罐1个，用开水烫1分钟，进行预热。

2. 预热罐子时，用少许的凉开水或者温开水将葛根粉调成糊状。

3. 先将银耳、桂圆、葡萄干、枸杞、冰糖放入焖烧罐，再倒入葛根粉糊。

4. 将滚开的水倒入焖烧罐中，八分满；一边倒热水一边用勺子慢慢搅拌，防止葛根粉糊成坨，盖上内盖和外盖，焖30分钟后即可。

【功效】美容抗衰，滋补强体，调节代谢。

・推荐茶饮・

葛根黄芪茶

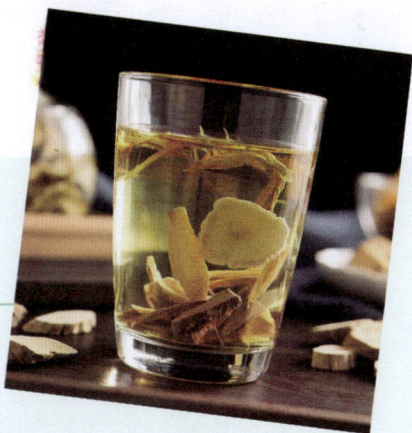

【原料】葛根5克，黄芪3克，花茶3克。

【做法】用250毫升开水冲泡后饮用，冲饮至味淡。

【功效】补气升阳，升清活血。

第四章

【花类】

解酒醒脾之良药
——葛花

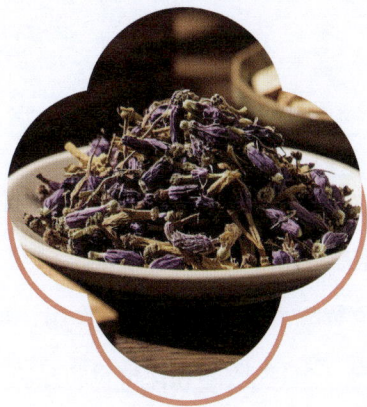

认识中药葛花

葛花别名葛条花，最早记录于《名医别录》，临床多用于治疗伤酒、烦渴、发热、饮食不思、胃酸呕吐、头晕等，是中医学最具有代表性的解酒良药之一。葛花性平，味甘，归脾、胃经。为豆科植物野葛或甘葛藤的干燥花。秋季花未完全开放时采摘，阴干。以朵大、色淡紫、未开放者为佳。

葛花具有解酒毒，清湿热的功效。用于饮酒过度，头痛，头昏，烦渴，胸膈饱胀，呕吐酸水。

葛花主要有效成分为黄酮类，其中异黄酮为葛花常见黄酮类化合物。还含有葛花总皂苷、挥发油、多糖、甾醇等。葛花中的皂角苷，异黄酮类具有氧化还原作用，可加速酒精氧化，使乙醇失去毒性，且能收缩和保护胃肠黏膜，减缓酒精的吸收，阻碍酒精快速大量地进入血液循环。

美食品鉴

葛花常用来泡水冲服，代茶饮，可煮粥、煎汤，亦可作为辅料制成各种菜肴，味道独特。

· 推荐茶饮 ·

玫瑰花香解酒茶

【原料】葛花10克，玫瑰干花1克，绿茶1克。

【做法】以上原料混合后，制成小茶包，煎汤代茶饮，也可开水冲泡，焖15分钟后饮用。

【功效】酒前服用，护肝养胃；酒中饮用抗醉，酒后饮用解酒。

葛花甘草茶

【原料】葛花3克，甘草5片。

【做法】葛花和甘草加500毫升热水，焖泡3~5分钟后即可饮用，于当天喝完。

【功效】解酒毒，醒脾和胃。适用于饮酒当天肠胃不适、呕吐。

· 经典方剂 ·

解酒名方：葛花解醒汤

　　葛花解醒汤，出自《内外伤辨惑论》。

【组成】葛花、白豆蔻、砂仁各15克，人参、猪苓、茯苓、陈皮各4.5克，白术、干姜、神曲、泽泻各6克，木香1.5克，青皮1克。

【做法】以上所有原料研为极细末，和匀，每次服9克，温开水调下；或作汤剂，水煎服。

【功效主治】分消酒湿，理气健脾。用于嗜酒中虚，湿伤脾胃所致之酒积伤脾证。症见眩晕呕吐，胸膈痞闷，食少体倦，小便不利、大便泄泻，舌苔腻，脉滑。

【方解】该方为治疗酒积伤脾证之常用方。方中以葛花为君，甘寒芳香，长于解酒醒脾，其性轻清发散，能使酒湿从表而解。

疏肝解郁花中王
——玫瑰花

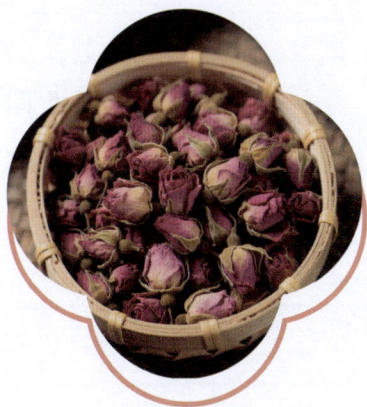

    《说文解字》记载："玫，火齐珠也"，意思"玫"是红色的玉珠，"瑰"是珍贵的玉珠，玫瑰花则代表了百花之中的琼瑰玉佩，体现了其珍贵。现代人更是将玫瑰花寓意着爱情的美好与珍贵。除了送给伴侣一束玫瑰花表达爱意，也可以把玫瑰花做成美食让伴侣品尝，以此表达自己的心意。

    《食用本草》记载其"主利肺脾，益肝胆，辟邪恶之气，食之芳香甘美，令人神爽。"说明玫瑰花具有美容养颜的功效。

认识中药玫瑰花

玫瑰花味甘，微苦，性温；归肝、脾经。是蔷薇科植物玫瑰的干燥花蕾。春末夏初花将开放时分批采摘，及时低温干燥。

【功效主治】 玫瑰花具有行气解郁，和血，止痛的功效。用于肝胃气痛，食少呕恶，月经不调，跌扑伤痛。

现代研究发现，玫瑰花除含有人体所需的蛋白质、脂肪外，还含有挥发油（玫瑰油）、色素类、黄酮类、多酚类化合物，以及多种微量元素、维生素等营养成分；并且有抗氧化、防衰老、改善皮肤过敏、有效缓解头痛等作用。

美食品鉴

大多数的玫瑰花是可以食用的，但是要注意某些用作观赏的玫瑰花可能会添加杀虫剂和杀菌剂，所以不建议食用。食用玫瑰花的花瓣、花苞都可以制成食品，可以泡茶、煮粥、泡酒、制作糖水或甜点等；也可用于提取精油、纯露。

玫瑰花饼

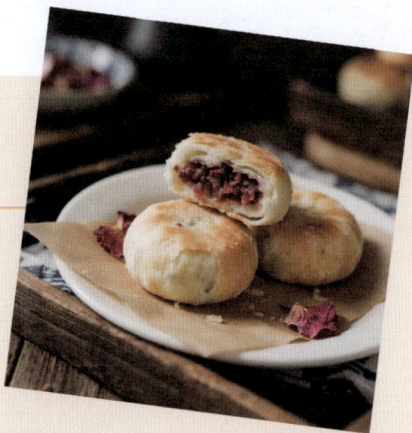

根据史料的记载，鲜花饼的起源是在300多年前的清代。因为玫瑰花的花期是有限的，而玫瑰鲜花饼是由新鲜的玫瑰花瓣制作而成，所以便显得尤为珍贵，曾经作为宫廷御点，深得乾隆皇帝喜爱。

【食材】水油皮：高筋面粉200克、猪油40克、清水100克、糖粉20克。

油酥：高筋面粉200克、猪油100克。

馅料：玫瑰酱200克、面粉40克、去皮熟花生仁20克、熟芝麻20克、白砂糖10克。

【馅料做法】1. 面粉放入平底锅中小火炒熟。

2. 熟花生和熟芝麻放入保鲜袋中，用擀面杖轻轻碾碎。

3. 将玫瑰酱放入大碗中，加入熟面粉、花生芝麻碎、白砂糖，用筷子或刮刀轻轻拌匀。

4. 分成每个约20克的小份，一一滚圆备用。

【烤制做法】1. 分别混合水油皮和油酥的原料，用手揉成软硬适中的光滑面团。

2. 水油皮面团和油酥面团分别盖上保鲜膜，静置20分钟。

3. 上述两种面团均分成20份大小均等的小份，并分别揉圆（这个做法开始每个面团都要盖上保鲜膜，否则面团会干，不好操作）。

4. 取一份水油皮面团和油酥面团，用水油皮面团将油酥面团完全包住，收口朝下，轻轻按扁成饼皮，备用（因整个过程操作时间较长，该做法也需盖上保鲜膜）。

5. 重复第四步，依次做好所有的油酥水油皮。

6. 取一个饼皮、用擀面杖擀成长舌形，从一端卷向另一端，封口朝下摆在硅胶垫上；依次做好所有的卷（依然要盖上保鲜膜）。

7. 取一个小卷，稍稍压扁，再用擀面杖稍稍擀薄后卷起来，把小卷立起来，压扁后用擀面杖擀成中间厚周围薄的圆皮。

8. 放馅料，把馅料完全包起来后，将收口朝下，用手掌轻轻压平，即是生坯。

9. 所有生坯做好后摆在烤盘上，放入预热好的烤箱中，180℃烤15~20分钟即可。

【注意事项】有脾胃虚寒、宫寒和痛经的人群应避免食用。

玫瑰清露

【食材】 玫瑰干花50克，冰糖少许，水适量。

【做法】 1. 玫瑰干花分成三等份。

2. 砂锅中倒入适量水，放入第一份玫瑰花，小火煮20～30分钟，待玫瑰花变成黄色后从锅里捞出。

3. 将第二份玫瑰花放入砂锅内，加适量冰糖小火焖煮15分钟。

4. 再放入第三份玫瑰花和少量冰糖，继续小火焖煮15分钟。

5. 三份玫瑰花煮好后，会得到胭脂红色的汁液，将锅中汁液过滤去渣，放凉后倒入玻璃罐保存。

6. 饮用时，以1：10比例的凉白开稀释，根据个人口味加桂花酱、蜂蜜等调味。

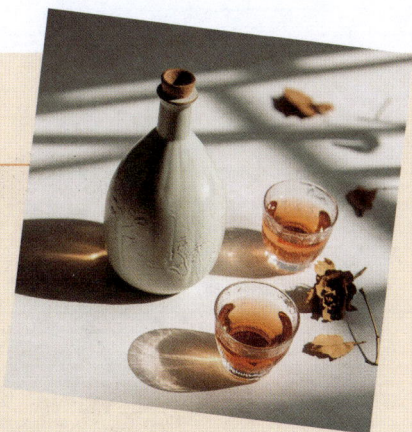

小知识

玫瑰清露可行气解郁，和血止痛，其在《红楼梦》中被多次提及，贾宝玉被其父亲杖责后，王夫人送给宝玉的就是玫瑰清露，贾宝玉尝后赞它果然"香妙非常"。

此花开尽更无花
——菊花

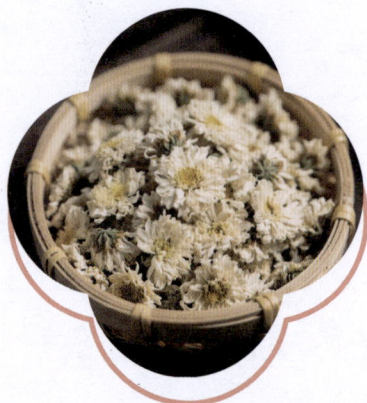

　　历史的针线在无穷的时间与无垠的天空下默默穿行，将不同道路的我们用一种细微的纽带联系在一起。一朵菊花，它在红旗招展、金戈铁马的革命时代迎风招展。

　　今又重阳，战地黄花分外香。

——毛泽东《采桑子·重阳》

它在不得志者身旁静静倾听。

　　朝饮木兰之坠露兮，夕餐秋菊之落英。

　　苟余情其信姱以练要兮，长顑颔亦何伤。

——屈原《离骚》

认识中药菊花

　　菊花性微寒，味甘苦，归肺、肝经。为菊科植物菊的干燥头状花序。9～11月花盛开时分批采收，阴干或焙干，或熏、蒸后晒干。药材按产地和加工方法不同，分为"亳菊""滁菊""贡菊""杭菊""怀菊"。

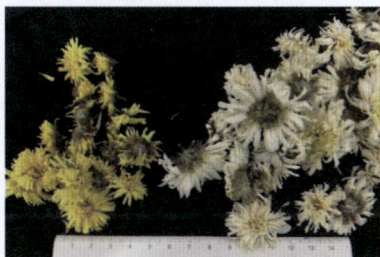

【功效主治】

　　菊花具有疏散风热，平肝明目，清热解毒的功效。用于风热感冒，头痛眩晕，目赤肿痛，眼目昏花，疮痈肿毒。

　　传统上称亳菊花、怀菊花、祁菊花、川菊花四种菊花为四大药菊，其中以亳菊花质量优，怀菊花产量大。另有杭菊花、黄菊花、贡菊花、滁菊花和德菊花，此五种以饮品为

主，入药次之，其中又以杭菊花产量大，贡菊花质量优。

现代医学研究表明，中药菊花还具有抗寄生虫、抗诱变、调节心脑血管系统、降血压、调节机体免疫功能、解热、排铅，以及调节胆固醇代谢等功能。

美食品鉴

以菊花制作佳肴，古已有之，唐代的菊花糕、菊花鲜栗羹、木香菊花粥，都是席上名珍，宋代林洪《山家清供》载："采紫茎黄色正菊英，以甘草汤和盐少许焯过，候饭少熟，投之同煮，久食，可以明目延年。"并名之为"金饭"，颇为别致。

如今，我国部分酒宴是以花卉命名的，其中菊花宴尤为知名。在广东省中山市小榄镇，菊花会是当地流行的民俗活动，每年秋季举办"金菊宴"，将赏菊、餐菊二者结合，餐赏并进。其中，饮料有菊花酒、菊花茶；菜肴有菊花鱼球、菊花雀巢、菊花扣肉、菊花溜蛋、菊花火锅；点心有菊花甜糕、菊花元宵、菊花春卷等，可谓是"宴迎重阳菊当家"。

菊花鱼球

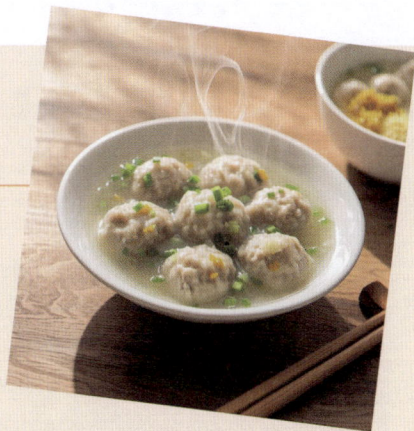

【食材】生鱼肉250克（草鱼、鳜鱼或海鱼均可），菊花瓣适量，鸡蛋5个，香油适量。

【做法】1. 鱼肉去刺剁碎，菊花瓣剁成碎末，再将两者混合搅拌均匀。

2. 取5个鸡蛋清，加少许水，再放入适量味精、料酒、香油、细盐和葱姜末，用筷子搅拌均匀。

3. 将鱼肉菊花泥用小勺做成丸子，放入配有佐料的蛋清中裹匀蛋清液，取出，依次汆入滚开的水锅内，汆一下就马上捞出。

4. 放入大汤碗中并盛汤，点入几滴香油，即可食用。

菊花豆腐

【食材】菊花2～3朵，豆腐1块，鸡蛋3个，干白面、食用油、葱、姜、料酒、味精、细盐等适量。

【做法】1. 先把豆腐切成薄片，把菊花用清水冲洗干净，掰下花瓣，切成小段。

2. 每块豆腐上分别贴上数个菊花段，然后在上面撒上薄薄的一层白面，再用手轻轻按平，使白面均匀地粘在豆腐菊花瓣上。

3. 将鸡蛋液打在碗里，搅至发稠，用筷子夹起粘有菊花瓣和白面的豆腐片，依次放在打稠的鸡蛋液中裹匀，再按顺序码放在盘子里。

4. 另将葱末、姜末、细盐、味精与食用油、料酒入锅炝好，稍凉一下，全部倒在盘中的菊花豆腐上。

【功效】该药膳具有咸、鲜、嫩的特点，能清热明目，益气宽中，对气虚头晕，虚火上升，胃口不适和大便下血的患者，最为适宜。

· 推荐茶饮 ·

菊花茶

【做法】先选取五六朵菊花放入玻璃杯中，再用沸

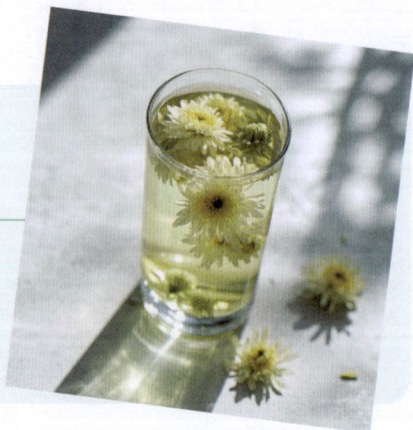

水冲泡，每次饮用1杯，反复冲泡6遍左右即可弃去。

【功效】菊花茶香气浓郁，提神醒脑，也具有一定的松弛神经、舒缓头痛的功效。

小知识

一些人喜欢在菊花茶中添加蜂蜜或冰糖调味，这样喝起来更清甜，但对于患有糖尿病和血糖偏高的人群及脾胃虚弱者来说，尽量不要添加。不能饮用隔夜的菊花茶，以免引起腹泻。

· 经典方剂 ·

桑菊饮——《温病条辨》

【组成】桑叶、菊花、杏仁、连翘、薄荷、苦桔梗、芦根、甘草。

【功能主治】疏风清热，宣肺止咳。适用于风温初起，表热轻证，症见咳嗽，身热不甚，口微渴，脉浮数。

香气袭人知秋至

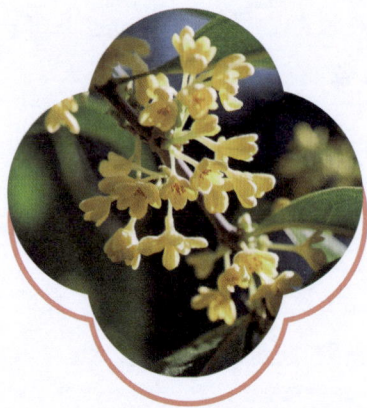

——桂花

桂花为我国传统十大名花之一，栽培历史达2500年。有关桂树的记载，最早见于屈原的《楚辞·九歌》。东汉班固《汉书·礼乐志》载有："尊桂酒，宾八方。"晋代葛洪《西京杂记》载有："汉初修上林苑，群臣远方各献名果异树，有陶桂十株。"说明桂树已作为异树栽培关中了。

认识中药桂花

【功效主治】 桂花性温，味辛。归肺、脾、肾经。具有温肺化饮，散寒止痛的作用。

现代医学研究发现，桂花还具有抗氧化、降血糖、降血脂、抑菌护肝、抗衰老等功能。

美食品鉴

桂花是一种常见的花，气味芳香，不仅可观赏，还可入药，也可食用。桂花的花香浓郁，用于制作食物可帮助改善食欲，如制作成桂花糕，或者用于泡茶、酿造桂花酒，或熬制桂花粥等，都有各自的风味。

· 推荐美食 ·

桂花山药块

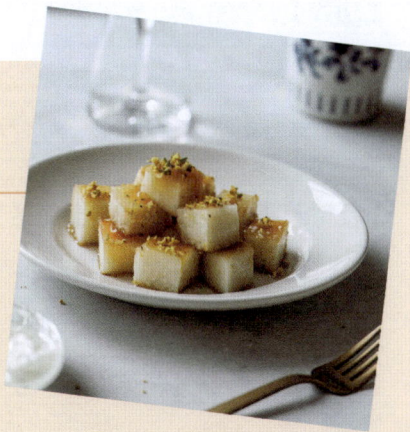

【食材】鲜桂花10朵，山药250克，桂花酱50克，白砂糖、面粉各100克，湿淀粉30克，干淀粉50克。

【做法】1. 先将鲜桂花择洗干净，山药洗净剁成末。

2. 炒锅上火，放清水500克，放入山药末和白砂糖烧开，再放入湿淀粉调成糊，倒入方形盘中，待凝结后取出，切成花块。

3. 将面粉和干淀粉搅拌均匀，放少许水调成薄糊，花块投入挂糊，备用。

4. 炒锅放油烧至七成热，将挂糊的花块放入锅中炸，并用勺子不停地搅动，待花块炸至深黄色，捞出控油。

5. 将适量清水与桂花酱混匀，放在小锅里，用小火烧开再放入鲜桂花，立即出锅，将调好的鲜桂花汁浇在炸山药块上即成。

【功效】补益脾胃、养阴生津。

桂花脆皮鳜鱼

【食材】鲜桂花20朵，鳜鱼1条，精制植物油、葱花、生姜末、蒜蓉、白砂糖、醋、黄酒、酱油、精盐、湿淀粉、鲜汤各适量。

【做法】1. 将鲜桂花择洗干净放入小盘，鳜鱼去鳞鳃，剖腹弃去内脏，用清水洗净，再用净布擦干水。

2. 在鱼身两侧各划5刀，深约1厘米，划口距离大致相等。

3. 鳜鱼用黄酒、酱油、精盐腌渍5分钟，使其入味，沥干待用。

4. 取碗1个，加入酱油、白砂糖、醋、黄酒、精盐、鲜汤、湿淀粉，兑成芡汁。

5. 炒锅烧热，放油烧至九成热，将湿淀粉均匀地抹在鳜鱼身上，鳜鱼头先下锅，炸至呈金黄色时，捞出放在盘内。

6. 锅内留底油约100克，油热时投入葱、生姜末、蒜蓉炒匀，将兑好的芡汁均匀倒入锅内进行翻炒。

7. 炒至起泡时，加少许热油，淋在盘中的鳜鱼身上，撒上鲜桂花。

【功效】补益气血、健脾益胃、化痰止咳。

桂花糖熘卷果

【食材】山药1000克，红枣250克，豆油皮3张，青梅50克，京糕100克，白砂糖40克，饴糖100克，桂花10克，芝麻50克，面粉300克。

【做法】1. 将山药洗净去皮，切成碎片，红枣去核洗净，青梅切丝，京糕切成条。

2. 山药、红枣、青梅放入盆中，加入适量水、面粉搅拌均匀，均放在3张豆油皮内卷成卷果，放入锅中蒸30分钟至熟。

3. 用净湿布将卷果裹上，折成三角状，凉凉后切成1厘米厚的片。

4. 卷果片放入热油中炸至金黄色。

5. 炒锅上火，放入白砂糖、饴糖、水，熬至糖融化成黏汁，加入桂花，放入卷果，撒上芝麻，分装在盘中，再撒上白砂糖，放入京糕条即成。

【功效】健脾养胃、散痰止痛、补肺益肾。

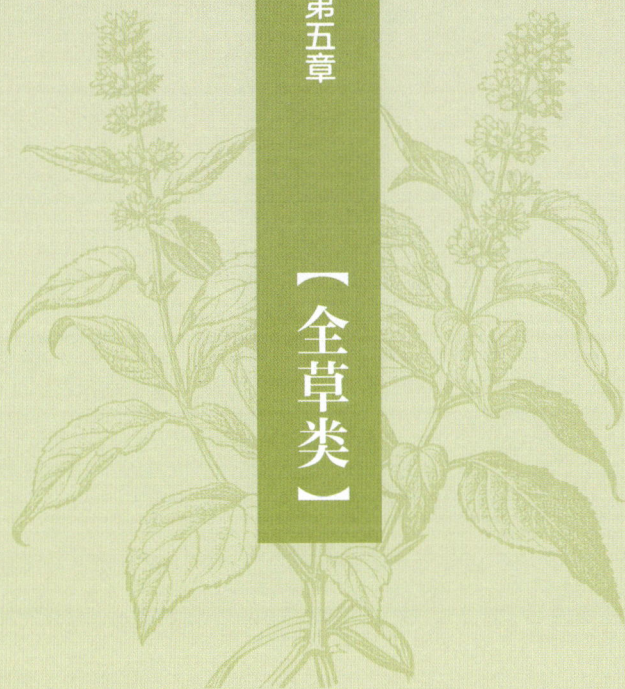

第五章

【全草类】

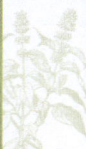

01

日经繁花地，片雨不沾身——紫花地丁

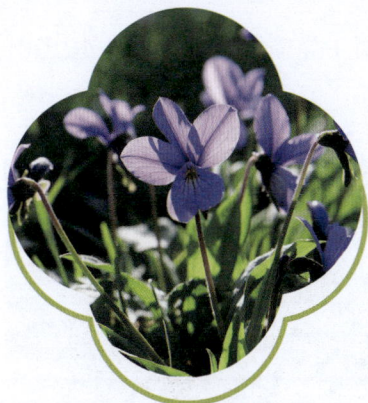

认识中药紫地花丁

紫花地丁别名野堇菜。味苦、辛，性寒，归心、肝经。为堇菜科植物紫花地丁的干燥全草。春、秋二季采收，除去杂质，晒干。

【功效主治】 紫花地丁具有清热解毒，凉血消肿的功效。用于疔疮肿毒，痈疽发背，丹毒，毒蛇咬伤。

药食品鉴

泡水饮用：将干燥的紫花地丁放入水中浸泡，待其释放出有效成分后饮用，可以改善口干咽痛、喉炎等症状。

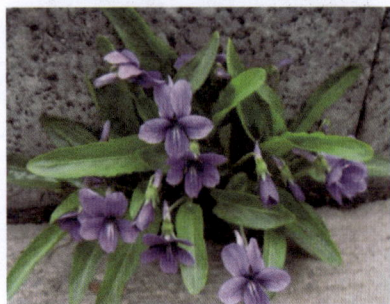

· 经典方剂 ·

五味消毒饮（《医宗金鉴》）

【制作方法】紫花地丁15克，金银花15克，野菊花15克，蒲公英9克，紫背天葵9克，水煎服，若能加一匙姜白酒冲服更好。

【功效】清热解毒，消散疔疮。

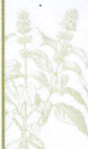

小草有情，为母守护
——益母草

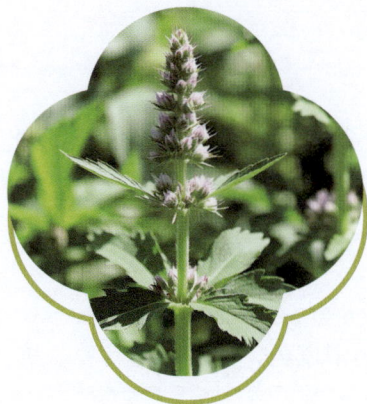

从《诗经·小雅》的"母兮鞠我"到孟郊的"慈母手中线"，歌颂母爱是历久弥新的话题。益母草，是一味与"母亲"有关，并以之命名的中药。益母，说明它适用于解决女性多种妇科问题，有妇科要药之美誉。

认识中药益母草

益母草为唇形科植物益母草的新鲜或干燥地上部分，味苦、辛，性微寒，归肝、心包、膀胱经。鲜品春季幼苗期至初夏花前期采割；干品夏季茎叶茂盛、花未开或初开时采割，晒干，或切段晒干。

【功效主治】 益母草具有活血调经，利尿消肿，清热解毒的功效。用于月经不调，痛经经闭，恶露不尽，水肿尿少，疮疡肿毒。

临床妇科常用中成药，如益母草颗粒、抗宫炎片等，都离不开益母草的身影。

药食品鉴

益母草多煎汁服用，也可煮水、煮粥或煲汤用。益母草鲜品作为蔬菜，具有清甜爽口的特点，用其滚猪瘦肉汤有清腻滞、降血脂、益心肺的作用。需要注意的是，如果想保持益母草新鲜嫩绿，滚沸的时间则不能过长。

· 推荐美食 ·

鸡蛋益母汤

益母草对发生痉挛的子宫有一定的抑制作用，以降低子宫平滑肌前列腺素的总含量，并提升孕激素，以缓解痛经。

【食材】益母草60克、延胡索20克、鸡蛋2个。

【做法】以上食材加水同煮，待鸡蛋熟后，把其剥开，并放进药汁，再煮上一定的时间，丢弃药渣，喝下蛋汤，吃下鸡蛋。在月经来临之前，一天一次，进行5~7天的口服，可以有效缓解痛经。

益母草瘦肉汤

【食材】鲜益母草500克，猪瘦肉150克，生姜3片，生粉、生抽、生油、食用盐、胡椒粉适量。

【做法】1. 鲜益母草洗净切段。猪瘦肉洗净、剁碎，用少许生粉、生抽、生油翻拌腌制。

2. 于锅中加生姜和5碗清水，武火滚沸后，放入益母草，滚后放入猪瘦肉，至熟加入适量食用盐即可。

· 经典方剂 ·

益母草茶（摘自《中国中医秘方大全》）

【组成】干益母草（全草）90~120克。

【功效】活血利尿。

【主治】眼睑浮肿，继则四肢及全身皆肿，来势迅速，神疲乏力，纳谷不香，腰酸痛。

【制法】按上方量洗净切细，置保温杯中，以沸水适量冲泡，盖焖15分钟，频饮代茶。每日1剂。

【注意事项】阴虚血少或经期女性忌用。

茺蔚子

本品与益母草同源，为其干燥成熟果实。

二者均具有活血调经的功效，主要区别是茺蔚子还具有清肝明目的功效，而益母草则有较强的利水消肿作用。

小贴士

❶ 不足月的孕妇禁用。益母草虽缩宫效果很好，但可能引发孕妇流产。

❷ 益母草性凉，虚寒体质的人忌用。

❸ 无瘀滞的人忌用。不但没有保健功效，反而损伤正气。

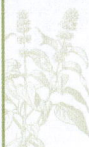

祛暑良药——广藿香

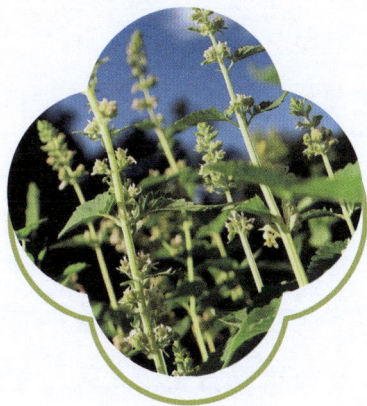

三国时期的《南州异物志》中有这样的记载 "藿香出海边国，形如都梁，叶似水苏，可着衣服中，用充香草"，由此可知，藿香在我国历史上最初并不是作为药物使用，而是作为香料作物。

南北朝的《名医别录》记载了广藿香的药用功效："微温，疗风水肿毒，去恶气，止霍乱、心痛。"由此可见，广藿香大概是香料里祛暑效果最好的，祛暑药里最香的。

认识中药广藿香

广藿香味辛，性微温；归脾、胃、肺经。为唇形科植物广藿香的干燥地上部分。枝叶茂盛时采割，日晒夜闷，反复至干。主产于广东，是著名的"十大南药"之一。

【功效主治】

广藿香具有芳香化浊，中和止呕，发表解暑的功效。用于湿浊中阻，脘痞呕吐，暑湿表证，湿温初起，发热倦怠，胸闷不舒，寒湿闭暑，腹痛吐泻。

广藿香之"味"

广藿香具有浓郁的清香，闻之令人心情愉悦，因其清热的功效，常用作代茶饮。尤其作为广药的"道地药材"，岭南地区常以广藿香作为凉茶原料之一。此外，还可以作为烹饪佐料来制作各种美食，如藿香煎饼、（藿香）猪肉丸、藿香蒸鸡蛋、藿香炒鸡蛋等。

鲜用研究

在中药长期发展的初期，人们尚未掌握中药炮制的方法，一些中药鲜用效力虽不强，但鲜用适宜于制作茶饮、粥品，广藿香便是其中一种。

鲜广藿香燥性微弱，善于清化暑湿之邪而不伤阴津，暑月湿热蒸腾之际用之尤为适宜。广藿香和鲜佩兰、荷叶、竹叶、薄荷、芦根、石斛同煎去渣可用作代茶饮，适于小儿夏季热之发热口渴等症；与荆芥、防风同熬粳米粥，可用于外邪犯胃之呕吐。

除湿藿香茶

【原料】藿香3克，茯苓2克，白术2克，厚朴花2克，白茶3克。

【做法】所有原料放入茶壶中，用300毫升开水冲泡10分钟后即可饮用。

代茶饮方

【原料】芦根8克，荷叶6克，太子参6克，广藿香3克，冬瓜皮10克，甘草3克。

【功效】防暑、祛暑。

【服法】煎或泡水代茶饮，不拘时，少量频饮。

【注意事项】脾胃虚寒腹泻、过敏体质及孕妇须在专业医师指导下使用。

青蒿黄韭试春盘
——韭菜

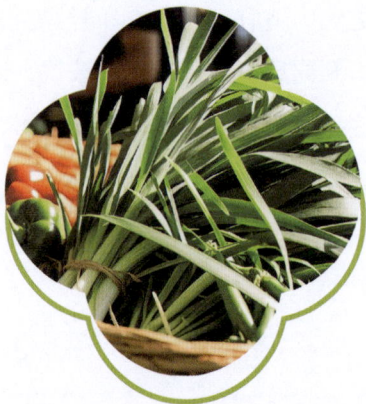

　　从《诗经》中的"献羔祭韭"，春韭剪了一茬又一茬，看似柔弱的韭菜，以其耐寒又耐热的超强适应性，3000多年来剪成了百姓餐桌上最具人间烟火气息的家常菜，在众多春菜中拔得头筹，深受人们喜爱。韭菜一年四季都可食用，而初春的味道最好。故而就有了俗语"头茬韭菜比肉香"。

认识中药韭菜

　　韭菜作为药用，最早见于梁陶弘景《名医别录》，谓其能"安五脏，除胃中热"。

【功效主治】　　韭菜具有温补肝肾，壮阳固精的功效。用于肝肾亏虚，腰膝酸痛，阳痿遗精，遗尿尿频，白浊带下。

美食品鉴

韭菜别名长生韭，其营养丰富，可温补肝肾、助阳固精，对性功能有一定的调节作用，故又称"壮阳草""起阳草"。

现代研究表明，韭菜含有较高含量的胡萝卜素和核黄素及维生素C，香味浓郁，炒食和作馅皆宜，关于它的美味佳肴也是繁多。

·推荐美食·

韭菜炒鸡蛋

韭菜炒鸡蛋是韭菜最常见的一种吃法，日常食用可补肾壮阳。

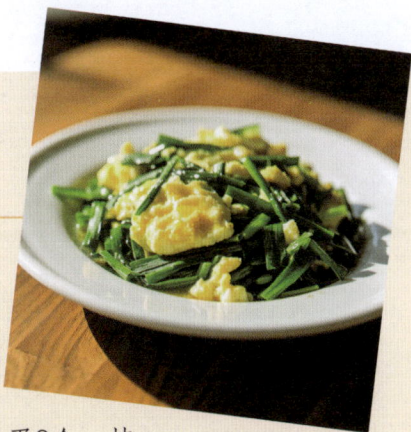

【食材】新鲜韭菜150克，鸡蛋2个，植物油、精盐各适量。

【做法】1. 新鲜韭菜洗净切成小段，备用。

2. 将鸡蛋打破，加入精盐搅拌均匀，备用。

3. 植物油入锅烧热，放入韭菜，翻炒几下加入鸡蛋液炒熟，再加精盐调味即成。

韭菜粥

【食材】 新鲜韭菜60克，粳米200克，精盐适量。

【做法】 1. 将新鲜韭菜洗净，切成小段备用。

2. 将淘洗干净的粳米放入砂锅，加入水1000毫升，旺火煮沸后加入新鲜韭菜小段。

3. 转用小火熬煮成稀粥，加精盐调味即成。

韭菜子

韭菜子味辛、甘，性温，归肝、肾经。为百合科植物韭菜的干燥成熟种子。秋季果实成熟时采收，晒干，搓出种子，除去杂质。

【功效主治】 韭菜子具有温补肝肾，壮阳固精的功效。用于肝肾亏虚，腰膝酸痛，阳痿遗精，遗尿尿频，白浊带下。

·经典方剂·

韭菜子治遗精茶方

【做法】 韭菜子10克，黄酒适量。水煎，黄酒送服。日服2次。

【主治】 无梦遗精。

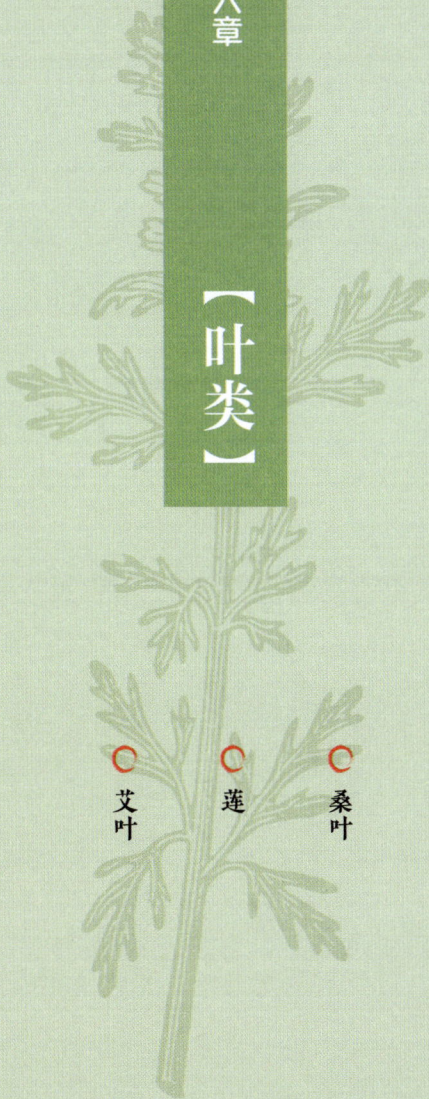

第六章

【叶类】

○ 艾叶　○ 莲　○ 桑叶

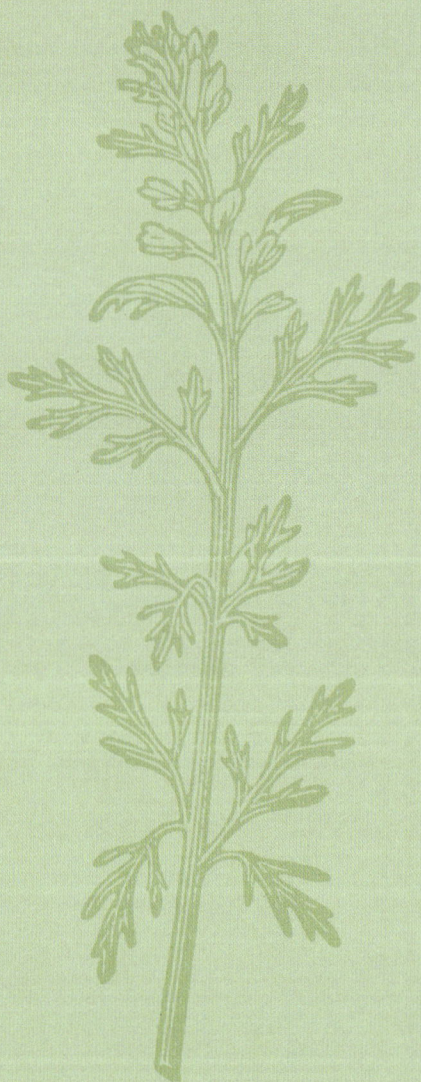

风来蒿艾气如薰

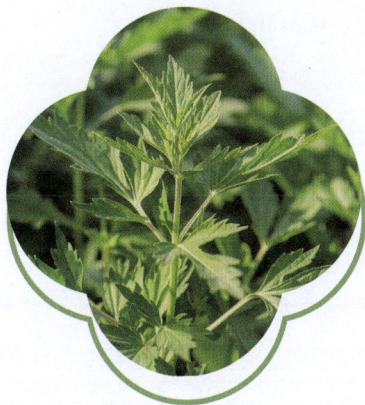

——艾叶

日暖桑麻光似泼，

风来蒿艾气如薰。

使君元是此中人。

——苏轼《浣溪沙·软草平莎过雨新》

　　端午节是自古相传的"卫生节"，人们在这一天打扫庭院，挂艾条，洒雄黄水，饮雄黄酒，激浊除腐，杀菌防病。艾有着辟邪祈福的寓意。每逢端午佳节，艾叶便是当仁不让的"主角"。

艾的植株很有特点，它全身上下都长满了柔毛并且有着独特的香味，在野外很好辨认。

香粽一串，携甜蜜相伴；艾蒿一束，飘幸福清香。每逢端午佳节，吃粽子是为了纪念伟大的爱国诗人屈原，为何要插艾草？相传在古代，春夏之交往往多发瘟疫，每到这时，整个村子的人几乎会染病而亡，但灾祸过后，也有一些人会安然无恙。这些幸存者往往是负责掌管艾绒火种的人，甚至在这些人附近居住的居民也能幸免于难，于是便有了"艾叶辟邪"的认识。此后，各地便有了在春夏之交采摘艾叶的做法，这逐渐形成了端午节悬挂艾叶的习俗。之后经过长期的演变，也有了在端午节"悬艾叶、戴艾虎、食艾糕、饮艾酒、熏艾烟、洗艾澡"的多种用艾习俗。

认识中药艾叶

艾叶为菊科植物艾的干燥叶。夏季花未开时采摘，除去杂质，晒干。其味辛、苦，性温；有小毒。归肝、脾、肾经。

【功效主治】艾叶具有温经止血，散寒止痛；外用祛湿止痒的功效。用于吐血，衄血，崩漏，月经过多，胎漏下血，少腹冷痛，经寒不调，宫冷不孕；外治皮肤瘙痒。醋艾炭温经止血，用于虚寒性出血。

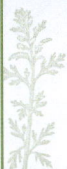

传统认为艾叶以湖北蕲春产者质佳，习称"蕲艾"。世居蕲州的李时珍在《本草纲目》中记载："宋时以汤阴复道者为佳，四明者图形……自成化以来，则以蕲州者为胜，用充方物，天下重之，谓之蕲艾。相传他处艾灸酒坛不能透，蕲艾一灸则直透彻，为异也。"从此，蕲艾之名，风靡全国。

俗话说，"家有三年艾，郎中不用来"。艾叶以陈久者良，故称陈艾，即指放置陈久的艾叶，一般指放置2年以上，以3~5年为佳，俗称"三年陈艾"和"五年陈艾"。鲜艾叶捣汁可治疗外伤出血并有杀蛔虫的功效，而艾灸疗效甚广，尤其用于艾灸疗法时，更加青睐于陈艾。用于凉血止血、衄血等时，大多用鲜艾。

美食品鉴

艾叶具有独特的醋香气，可以作茶饮冲泡，其嫩芽既可以煎炒，也可以和其他食材搭配煮汤，还可以制作艾叶饼等面食。

·推荐美食·

艾叶姜蛋

【食材】生姜3片，艾叶40克，鸡蛋1个。

【做法】所有原料一同放入砂锅内，加水煎煮，蛋熟后去壳取蛋，
　　　　再放入砂锅内小火炖煮，片刻后捞出鸡蛋，即可食用。

【功效】艾叶煮鸡蛋可以滋补身体，祛风暖胃，温暖子宫。鸡
　　　　蛋中的淡淡艾草香有温腹解寒的作用。

青团

【食材】艾叶、糯米粉、黏米
　　　　粉、白菜叶适量。

【做法】采摘：艾叶采嫩头，
　　　　　　　　洗净。

　　　　焯水：水烧开后，关火，放入艾叶，焯水捞出。

　　　　榨汁：艾叶放入榨汁机中，加少量水，启动榨汁机将艾
　　　　　　　　叶打碎。

　　　　和面：取糯米粉、黏米粉、打碎的艾叶，揉搓成光滑
　　　　　　　　的面团（在面团快揉好时，取1/2拳头大小的
　　　　　　　　面团，放在蒸锅内蒸5分钟，而后取出放回大
　　　　　　　　面团中，再一起揉搓，以此增强面团的延展
　　　　　　　　性）。将面团分成等大的小团子，撒上芝麻。
　　　　　　　　放入咸蛋黄或豆沙做馅。

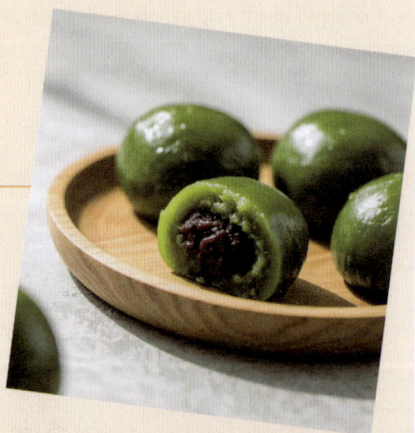

蒸制：将做好的面团放置在油纸上（没有油纸可用
白菜叶等替代）。水烧开后，将面团置于蒸
格上，加盖蒸12分钟（加盖前在面团上刷一
层油）。

【功效】补中益气，健脾暖胃，祛寒除湿，温经止血。

· 推荐茶饮 ·

艾叶茶

【做法】取适量艾叶（一般为0.5～0.8克）放入茶壶中，首汤
15～30秒即可出水，其后依次延长浸泡时间，避免久
浸，可连续冲泡4泡左右。

【功效主治】艾草性温，微苦，具有提升阳气和暖胃暖宫的作
用，适合胃寒、宫寒、体寒的人群。常饮艾叶茶可
养胃护肝，适用于酒前暖胃和酒后解酒、醒酒。也
可以缓解酒后头痛头晕、呕吐、发冷等情况。

小贴士

用沸水冲泡，可以在茶水中加适量蜂蜜或者冰糖调饮，用
来提升口感并防止上火，也可以加红糖调饮以补气血。

02

出淤泥而不染，濯清涟而不妖——莲

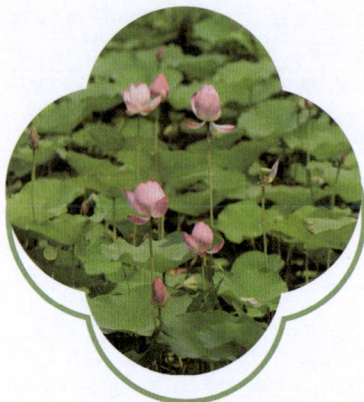

江南可采莲，莲叶何田田。

鱼戏莲叶间。

鱼戏莲叶东，鱼戏莲叶西。

鱼戏莲叶南，鱼戏莲叶北。

——汉乐府《江南》

荷花优美，荷叶翠绿，不仅在视觉上给予我们美的享受，更在生活中展现广泛的药用价值，样样皆有效。莲叶（荷

叶）、莲子、莲子心、莲房、莲须、藕节、莲藕，本是同根而生，却又各自成药，正所谓一莲有"七宝"。因此，仅莲一种基源，《中国药典》就载入了6味中药。

认识中药莲"七宝"

·莲子·

莲子味甘、涩，性平。归脾、肾、心经。为睡莲科植物莲的干燥成熟种子。秋季果实成熟时采割莲房，取出果实，除去果皮，干燥，或除去莲子心后干燥。

【功效主治】　莲子具有补脾止泻，止带，益肾涩精，养心安神的功效。用于脾虚泄泻，带下，遗精，心悸失眠。

·莲子心·

莲子心味苦，性寒。归心、肾经。为睡莲科植物莲的成熟种子中的干燥幼叶及胚根。取出，晒干。

【功效主治】　莲子心具有清心安神，交通心肾，涩精止血的功效。用于热入心包，神昏谵语，心肾不交，失眠遗精，血热吐血。

·莲房·

莲房味苦、涩，性温。归肝经。为睡莲科植物莲的干燥花托。秋季果实成熟时采收，除去果实，晒干。

【功效主治】 莲房具有化瘀止血的功效。用于崩漏，尿血，痔疮出血，产后瘀阻，恶露不尽。

·莲须·

莲须味甘、涩，性平。归心、肾经。为睡莲科植物莲的干燥雄蕊。夏季花开时选晴天采收，盖纸晒干或阴干。

【功效主治】 莲须具有固肾涩精的功效。用于遗精滑精，带下，尿频。

·藕节·

藕节味甘、涩，性平。归肝、肺、胃经。为睡莲科植物莲的干燥根茎节部。秋、冬二季采挖根茎（藕），切取节部，洗净，晒干，除去须根。

【功效主治】 藕节具有收敛止血，化瘀的功效。用于吐血，咯血，衄血，尿血，崩漏。

· 荷叶 ·

荷叶味苦，性平。归肝、脾、胃经。为睡莲科植物莲的干燥叶，夏、秋二季采收，晒至七八成干时，除去叶柄，折成半圆形或折扇形，干燥。

【功效主治】 荷叶具有清暑化湿、升发清阳、凉血止血的功效。用于暑热烦渴、暑湿泄泻、脾虚泄泻、血热吐衄、便血崩漏等症。荷叶炭收涩化瘀止血。用于出血证和产后血晕。

· 莲藕 ·

莲藕别名藕丝菜、莲菜。味甘，性寒。归心、肝、脾、胃经。为睡莲科植物莲的肥大根茎。秋、冬及春初采挖，多鲜用。

【功效主治】 莲藕具有清热生津，凉血，散瘀，止血的功效。用于热病烦渴，吐衄血，下血。

美食品鉴

世人爱莲，爱的不仅是其不俗的品格和风貌，还在于莲一身的药用和食用价值。根状茎（藕）作蔬菜或提制淀粉（藕粉），种子供食用，都可作为营养品。叶、叶柄、花托、花、雄蕊、果实、种子及根状茎均作药用，叶（荷叶）及叶柄（荷梗）煎水喝可清暑热，藕节、荷叶、荷梗、莲房、雄蕊及莲子都富有鞣质，作收敛止血药。叶为茶的代用品，又作包装材料。现代医学研究表明，荷叶在降血压、降血脂等方面功效显著，由于其为药食同源的药材，所以众多减肥降脂保健品都含有荷叶。

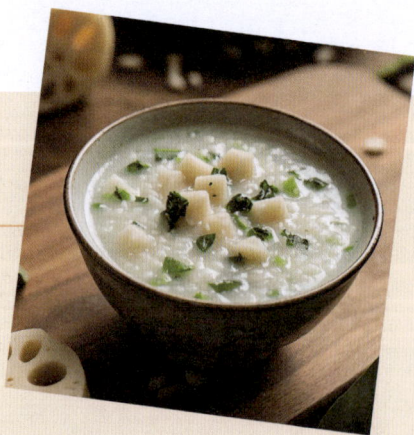

• 推荐美食 •

荷叶莲藕粥

【食材】鲜荷叶1张，鲜莲藕1节，粳米50克，白砂糖适量。

【做法】将荷叶洗净切碎，放入砂锅内加水煎汤，滤渣取汁；再将莲藕洗净切成小块，与洗净的粳米一起加入荷叶中煮成稀粥，再加适量白砂糖调味后即可食用。

【功效】清热解暑和胃，适合夏季食欲缺乏时饮用。

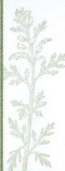

荷叶粥

【食材】荷叶（新鲜荷叶1张，饮片30克）、大米适量、少量冰糖。

【做法】荷叶、大米洗净，荷叶置于盛有沸水的砂锅中，转小火加热20分钟后捞出荷叶，放入大米，煮沸后盖上锅盖，转小火煮两小时。加入少量冰糖，搅拌均匀即成。

【功效】解渴生津，止渴清热。

荷豆陈皮麻鸭汤

【食材】鲜荷叶5克，白扁豆5克，陈皮5克，净麻鸭100克，鲜藕30克，火腿20克，姜片、酱油、白胡椒粉、白酒、盐等适量。

【做法】1. 将净麻鸭切块，开水烫煮后捞起备用；鲜藕去外皮，切成滚刀块备用；火腿洗净备用。

2. 将鲜荷叶洗净，切成方形，开水烫过后迅速入冰水浸泡。

3. 将白扁豆洗净，开水浸泡至软；陈皮浸软切丝。

4. 砂锅内加入清水烧开，加入净麻鸭块、鲜藕、火腿、荷叶、白扁豆、陈皮、姜片等食材，烧开后加入酱油、白胡椒粉、白酒、盐等调料，烧开去浮沫，改小火，盖好锅盖，炖1小时至净麻鸭肉脱骨后即可出锅。

【功效】清热解暑和胃，适合夏季食欲缺乏时饮用。

· 推荐茶饮 ·

荷叶清茶

取适量干荷叶剪成细丝，加水煮至水开，焖泡5分钟即可。该茶也可以和适量茉莉花、绿茶、大枣、枸杞子、冰糖等搭配饮用。

小知识

荷叶清茶既不能单独作为减肥茶饮用，也不能长期饮用，因荷叶性凉，长期服用可能伤脾胃。

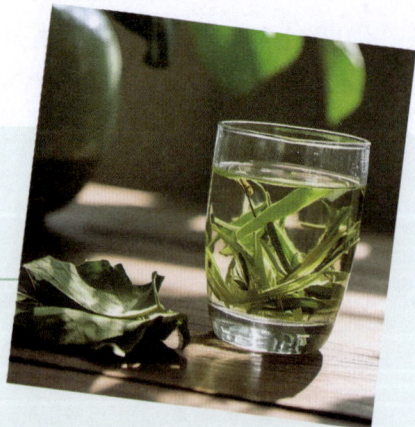

开轩面场圃，把酒话桑麻

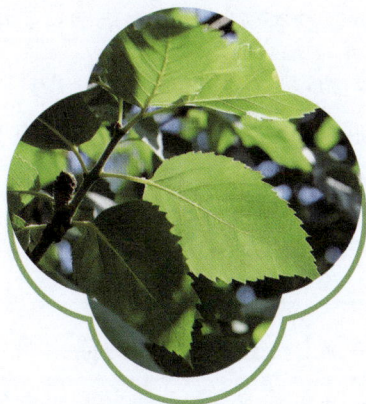

——桑叶

认识中药桑叶

桑叶味甘、苦，性寒。归肺、肝经。为桑科植物桑的干燥叶。初霜后采收，去除杂质，晒干应用。

【功效主治】桑叶具有疏散风热、清肺润燥、清肝明目的功效。用于风热感冒，肺热燥咳，头晕头痛，目赤昏花。

桑叶兼有清、润两种功效，在众多治疗感冒的方剂中均有桑叶，如桑菊饮，桑杏汤等。《本草纲目》中记载："桑叶乃手足阳明之药，汁煎代茗，能止消渴，明目长发。"

现代研究表明，桑叶还具有护肝、抗焦虑、抗多巴胺、免疫调节、抑制黑色素、抗蛇毒、治疗血吸虫病等作用。

霜桑叶

桑叶这味药传统上一直以经霜者为佳。现代医学研究发现，桑叶黄酮类成分在7、8月份气温较高时含量较低，10、11月份经霜后达最大值；生物碱类成分在7、8月份气温较高时含量最高，9、10月份随着气温下降含量下降，经霜后更低。生物碱类成分对桑叶疏散风热、清热润肺等功效可能影响较小，因此桑叶经霜药用可能与黄酮类成分有关。

美食品鉴

由于桑叶具有涩味，而不被大众所喜爱，近年来随着科技发展，生产工艺的不断优化，对鲜桑叶进行杀青熟制后，其涩味明显减弱，加上原有的营养成分及功效，桑叶逐渐被大众所熟知、接受。

桑叶有多种吃法，可选择较幼嫩的桑叶凉拌，或制作成

桑叶茶、桑叶粥、桑叶馒头、桑叶炒鸡蛋等。还有其他许多很有趣的桑叶美食，如无糖桑叶紫米饼干、优质桑叶面条、桑叶海绵蛋糕等，桑叶赋予了这些食物以保健功能，人们对桑叶的认识越来越深入。尤其是桑叶与薄荷的巧妙搭配，符合现代人追求健康的趋势，也使袋泡茶的色泽滋味更好。

· 推荐美食 ·

桑叶粥——顾兆农经验方

【食材】霜桑叶6克，淡豆豉（捣碎）10克，小米50克。

【做法】砂锅中倒入2碗水，倒入霜桑叶、淡豆豉，置火上，煮沸后，文火煎煮刻许去渣留液，放入小米，再煮成粥，温服。

【功效】固表敛汗。对于病后产后之人，或年迈虚弱之体，身虽不健，但无大恙，唯见白天动辄汗出，夜睡心神不宁者，喝此粥多有良效。

桑叶杞菊茶

【原料】中药颗粒枸杞子1袋（10克）、菊花2袋（12克）、桑叶1袋（10克）。

【做法】将颗粒剂混合，加开水200毫升，适温频频饮服。

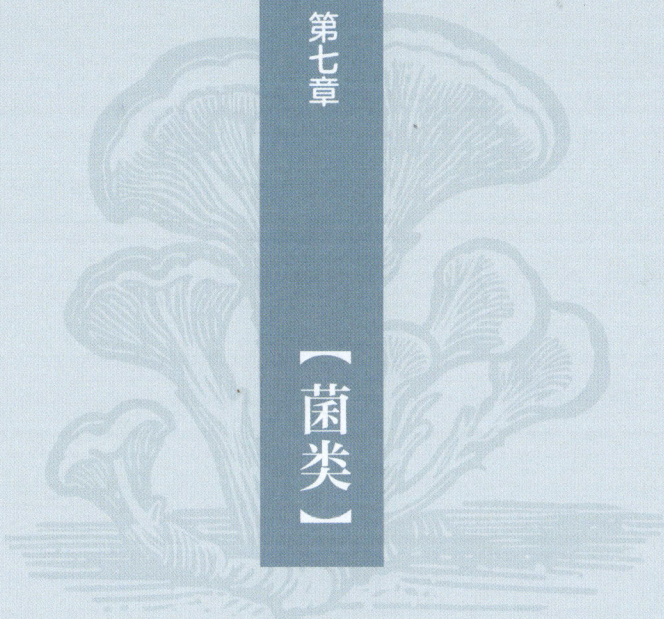

第七章

【菌类】

○ 灵芝

○ 茯苓

长松林下的灵根

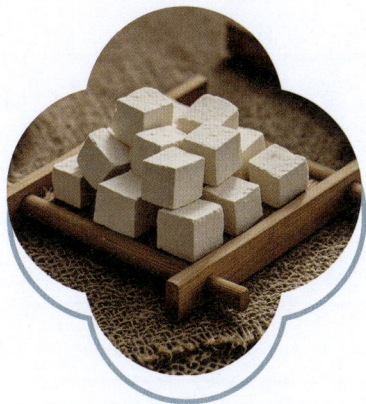

——茯苓

汤泛冰瓷一坐春，长松林下得灵根。

吉祥老子亲拈出，个个教成百岁人。

——【宋】黄庭坚《鹧鸪天·汤泛冰瓷一坐春》

《红楼梦》第六十回"玫瑰引出茯苓霜"中，广东的官儿来拜贾家送的门礼就是一筐茯苓。明清时期，罗田茯苓甚至是钦定的朝廷贡品。在当时，茯苓不只是达官贵人的独享，搭配糯米、粳米的茯苓饼、茯苓粥、茯苓馄饨都是馈赠亲朋好友的佳品。

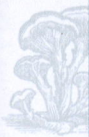

认识中药茯苓

茯苓味甘、淡，性平。归心、肺、脾、肾经。为多孔菌科真菌茯苓的干燥菌核。多于7~9月采挖，挖出后除去泥沙，堆置"发汗"后，摊开晾至表面干燥，再"发汗"，反复数次至现皱纹、内部水分大部散失后，阴干，称为"茯苓个"。或将鲜茯苓按不同部位切制，阴干，分别称为"茯苓块"和"茯苓片"。

【功效主治】 茯苓具有利水渗湿，健脾，宁心的功效。用于水肿尿少，痰饮眩悸，脾虚食少，便溏泄泻，心神不安，惊悸失眠。

美食品鉴

日常生活中经常能听到茯苓这个名字，如美食茯苓饼、茯苓酸奶、茯苓糕等。相传，慈禧太后曾用茯苓糕美容养颜，延缓衰老。有人对慈禧太后的长寿补益药方进行研究，发现使用率最高的一味中药就是茯苓。茯苓可直接煮粥、煲汤，或打粉后制成各种美食，健康美味，营养丰富。

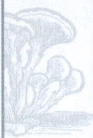

茯苓夹饼

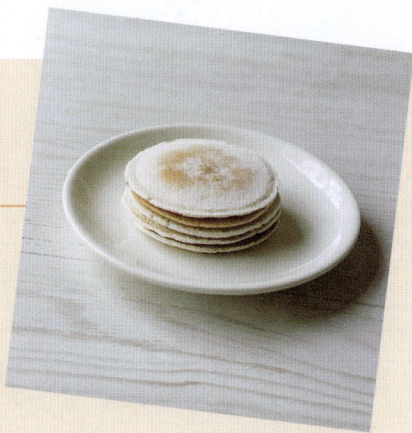

【食材】 茯苓粉20克，糯米
粉80克，核桃仁、
黑芝麻、细糖、花
生油、蜂蜜适量。

【做法】 1. 茯苓粉和糯米粉倒入容器，加入适量细糖和水，搅
拌成浆状的面糊。

2. 核桃仁和黑芝麻炒香，装入密封袋里，用擀面杖碾
压成细小的颗粒，倒入适量蜂蜜拌匀备用。

3. 平底锅烧热，抹上一层花生油，舀一勺面糊直线
倒入，自然流淌成圆形。

4. 小火煎成薄饼，取两个饼皮加入适量核桃黑芝麻
馅，边缘按紧即可食用。

【提示】 茯苓夹饼的内馅多样，可依据个人口味加入不同的馅
料和坚果。

茯苓糕

【食材】大米粉450克，糯米粉50克，茯苓粉100克，牛奶100毫升，干桂花50克，白砂糖、白芝麻、猪油适量。

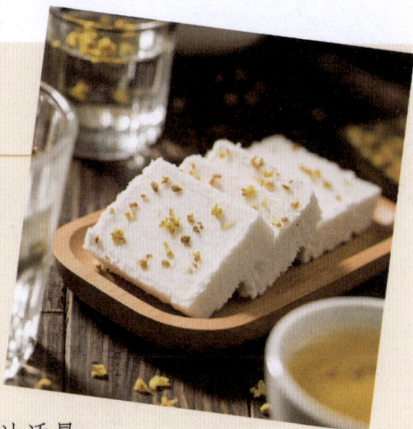

【做法】1. 大米粉、糯米粉、茯苓粉放在一起搅拌均匀，牛奶缓慢加入，边加入边搅拌，待糕粉能成团即可。

2. 糕粉过筛，使之松散，再用潮湿的布盖10分钟。

3. 白芝麻小火慢炒至金黄色，放入白砂糖、干桂花、猪油搅拌均匀，作馅备用。

4. 蒸糕分两次放：先将部分糕粉在模具内均匀铺开，再放入调好的馅，最后把剩下的糕粉均匀铺在馅上，蒸25分钟。

5. 出锅后在糕上撒上一层干桂花，轻轻压平，放凉后切块即可食用。

茯苓夹饼和茯苓糕这两种美食甜香味美，入口即化，清爽适口，有利水渗湿，健脾宁心的功效。

茯苓薏米赤豆粥

【食材】赤小豆，薏米，茯苓粉，白砂糖适量。

【做法】1. 赤小豆浸泡半日。

2. 将赤小豆与薏米共煮成粥。

3. 赤小豆煮烂后，加茯苓粉再煮。

4. 粥成后加适量白砂糖。

【功效】健脾祛湿，利水消肿，清热排毒。

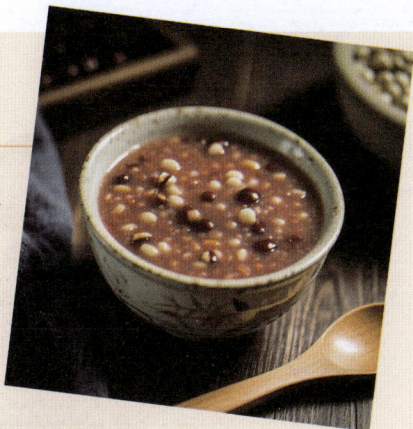

云朵仙草——灵芝

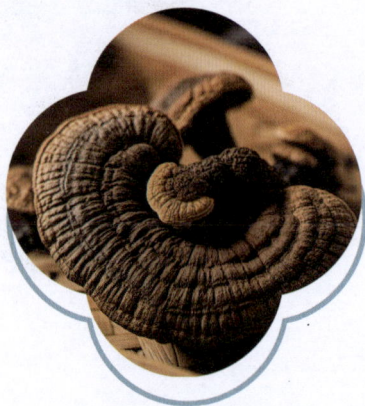

认识中药灵芝

灵芝味甘，性平，归心、肺、肝、肾经。为多孔菌科真菌赤芝或紫芝的干燥子实体。全年采收，除去杂质，剪除附有朽木、泥沙或培养基质的下端菌柄，阴干或在40～50℃烘干。

【功效主治】灵芝具有补气安神，止咳平喘的功效。用于心神不宁，失眠心悸，肺虚咳喘，虚劳短气，不思饮食。

灵芝在《神农本草经》中被列入上药中的最高品目，位居十大名药之首，其地位更高于人参。《本草纲目》记载，"灵芝性平，味苦，无毒，主胸中结，益心气，补中，增智慧，不忘，久服轻身不老，延年神仙"。

现代医学研究证实，灵芝具有抗血栓形成、改善高脂血症、提高免疫力、防止老化等作用。

美食品鉴

灵芝可以单独熬制汤液口服，可研磨冲服，亦可用于熬粥或煲汤炖肉等。但少数人可能过敏，初次服用建议先少量试用。

· 推荐美食 ·

绿豆灵芝汤

【食材】 紫灵芝20克，绿豆100克，冰糖6克。

【做法】 将绿豆和紫灵芝洗净，浸泡20分钟；然后放入锅中，加水1000毫升，大火烧开转小火慢煮20分钟，煮至绿豆刚开花时加入适量冰糖，待冰糖融化即成。

【功效】 健脾养心，增加食欲。

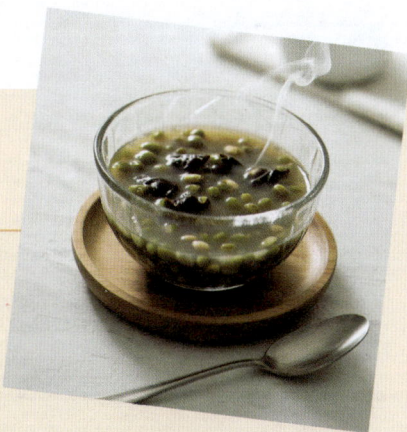

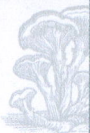

灵芝煲鸡汤

【食材】土鸡半只，灵芝1朵，红枣6枚，桂圆5个，枸杞15
　　　　克，盐适量。

【做法】1. 土鸡去除血水，灵芝及余下食材清洗干净。

　　　　2. 电炖锅加水放入鸡肉、灵芝、红枣和桂圆。

　　　　3. 按煲汤键，慢慢煲3小时，煲好后自动保温。

　　　　4. 起锅吃时加枸杞、适量盐即可。

【功效】灵芝煲鸡汤不仅可以清热解毒，舒肝止痛，清热利
　　　　湿，还可以补气养血、养心安神、止咳平喘。

• 推荐茶饮 •

灵芝酸枣仁茶

【原料】灵芝6克，酸枣仁9克。

【做法】灵芝切薄片，酸枣仁拍碎，开水浸泡。

【功效】益气补血安神。

罗汉果灵芝茶

【原料】灵芝、罗汉果适量。

【做法】灵芝和罗汉果一起放进锅中，中火煲约2个小时，关
　　　　火即可饮用。

【功效】润肺止咳，安神助眠。